脑膜转移癌
病例荟萃

主　编　梁晓华　周鑫莉
副主编　詹　琼　葛蒙晰
编　委（按姓氏笔画排序）
　　　　王　玉　王　清　刘　涛　李　静
　　　　初钊辉　陈　锟　林　浩　罗幼君
　　　　季笑宇　周鑫莉　姚蓉蓉　梁晓华
　　　　葛蒙晰　詹　琼

復旦大學 出版社

主编简介

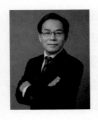

梁晓华，主任医师，复旦大学附属华山医院肿瘤科主任，中国医药教育协会肿瘤转移专委会主任委员，上海市医学会肿瘤内科分会副主任委员，上海市抗癌协会脑转移瘤专委会主任委员、肿瘤生物治疗专委会及疑难肿瘤专委会和肿瘤药物临床研究专委会副主任委员，中国临床肿瘤学会血管靶向治疗专家委员会和肿瘤支持与康复治疗专家委员会委员。擅长肺癌、胃肠肿瘤、乳腺癌的内科综合治疗，尤其是恶性肿瘤脑转移的预防和治疗。

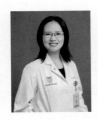

周鑫莉，医学博士，主任医师，硕士研究生导师。复旦大学附属华山医院肿瘤科副主任，上海市抗癌协会脑转移瘤专委会副主任委员、多原发和不明原发肿瘤专委会副主任委员，中国医药教育协会肿瘤转移专委会常务委员，上海市医学会肿瘤内科分会委员等。

长期从事肿瘤内科临床工作，是复旦大学附属华山医院神经肿瘤多学科治疗（MDT）重要成员。对实体瘤中枢神经系统转移如肺癌脑（膜）转移、胃肠道肿瘤脑转移及原发中枢神经系统肿瘤的内科治疗具有丰富的临床经验。主要研究方向是脑转移癌发生机制及综合诊疗。

副主编简介

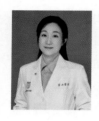

詹琼，复旦大学附属华山医院肿瘤科副主任医师，中国医药教育协会肿瘤转移专委会委员兼秘书长，上海市抗癌协会脑转移瘤专委会常委、第二届青年理事会常务理事、疑难肿瘤专委会委员、肿瘤免疫治疗专委会委员，上海女医师协会肺癌专委会委员，上海市医学会肿瘤内科专委会青年委员、分子诊断专科分会第二届委员会青年委员。擅长恶性肿瘤的诊断和综合管理，包括化疗、免疫治疗、靶向和局部治疗，尤其擅长肺癌、皮肤肿瘤、脑肿瘤的诊断和治疗。在良恶性肿瘤的局部治疗（微波消融、射频消融、高强度聚焦超声等）方面具有丰富的经验。

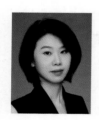

葛蒙晰，医学硕士，复旦大学附属华山医院肿瘤科主治医师，中国医药教育协会肿瘤转移专委会秘书，上海市抗癌协会癌症康复与姑息治疗专委会委员等。2018—2019 年参加哈佛医学院举办的"癌症的生物学和治疗学"课程培训。从事肿瘤内科临床工作，主要专注于中枢神经系统转移瘤尤其是肺癌中枢神经系统转移的临床诊疗。

前　言

癌症是全球第二大死亡原因，2015年有880万人因癌症死亡。中枢神经系统转移瘤是最常见的脑肿瘤，全身性癌症通常会转移到中枢神经系统并成为发病和死亡的主要原因。中枢神经系统转移虽然大多数为脑实质转移，但也可发生在软脑膜、硬脑膜或其邻近的颅骨。

脑膜转移癌（又称为软脑膜转移癌、癌性脑膜炎或肿瘤性脑膜炎）是恶性肿瘤细胞在蛛网膜下腔内和软脑膜上的播散。约10%的转移性肿瘤患者合并有脑膜转移。70%的脑膜转移癌患者在被诊断时伴有全身疾病的进展。肺癌、乳腺癌、黑色素瘤是脑膜转移癌的三大常见原因。56%～82%的肺癌、31%～66%的乳腺癌及57%～87%的黑色素瘤患者的脑实质转移与脑膜转移癌相关。脑膜转移癌的中位生存期仅数月之久，神经系统症状一旦出现将持续存在，而且即使进行治疗干预也很难得到改善，因此早期诊断脑膜转移癌以阻止神经系统功能恶化就显得特别重要。脑脊液细胞学检查是诊断脑膜转移癌的"金标准"。临床工作中脑膜转移癌的诊断基于临床表现、脑和脊髓磁共振成像（magnetic resonance imaging，MRI）表现及标准的脑脊液细胞学检查。

如何提高脑脊液细胞学检查的阳性率,目前仍是肿瘤科医生面临的重要问题。

脑膜转移癌的主要治疗策略包括全身药物治疗、鞘内药物治疗、放疗及多种方式联合使用。鞘内药物治疗虽然被很多指南和专家共识所推荐,但仍然缺乏高质量临床研究证据的支持;此外,鞘内给予的药物渗透入软脑膜肿瘤内的能力有限,并且在有脑积水特别是脑脊液流动梗阻时使用鞘内注射,可能会导致神经毒性。因此,鞘内注射药物需慎重对待。全身药物治疗对于造影剂强化的软脑膜病变与其他全身性病变同样有效。局部放疗可以用来治疗软脑膜结节。脑膜转移癌的治疗应个体化,并应考虑原发肿瘤的组织病理和分子亚型、患者全身和神经系统状态、伴发的全身和脑实质转移、患者前期治疗,以及脑膜转移癌的临床、细胞学和影像学表现来综合判断并制订治疗策略。

复旦大学附属华山医院肿瘤科在脑膜转移癌的诊断和治疗方面做了一些探索,在提高脑脊液肿瘤细胞检出的阳性率方面总结了"3 - 10 - 30 原则":脑脊液细胞学检查最多重复 3 次,更多检查次数并不能增加阳性率;每次采集的用于细胞学检查的脑脊液量要达到 10 mL 以上;脑脊液采集后要在 30 min 内处理标本并进行细胞固定,时间最长不能超过 90 min,以避免肿瘤细胞溶解,造成假阴性。肿瘤科还在实践中较早开展了脑脊液基因检测指导治疗的工作,总结了全身药物治疗的经验,并与神经外科合作开展 Ommaya 囊植入和脑脊液脑室-腹腔分流(ventriculo-peritoneal shunt,VP 分流),术后有不少患者的生存期超过 2 年,均未发现腹腔种植转移,而且死亡病例的死亡原因均不是因为发生腹腔种植转移,因此对于脑室扩张(有时在 MRI 图像上并不一定有明显的扩张表现)并伴有顽固性头痛的患者,应及时进行脑脊液VP 分流术,以利于及时进行全身药物治疗。

为了交流脑膜转移癌的诊疗经验,提高脑膜转移癌的诊治水平,我们将经治的临床真实病例总结成书,分享给同道。本书共有 21 章,除了第 1 章"脑脊液细胞学诊断"外,其余 20章为真实病例,每章介绍 1 个病例,涉及肺癌、乳腺癌、胃癌、卵巢癌和其他肿瘤,均通过脑脊液细胞学检查确定脑膜转移癌的诊断;治疗方法包括全身药物治疗(化疗、靶向治疗、免疫治疗)、鞘内药物治疗、脑脊液 VP 分流术和放疗等。在我们经治的病例中,诊断脑膜转移癌后最长生存时间已经超过65 个月,生存期超过 2 年的有 7 例。希望我们的这些案例能够引起医学同道的兴趣,共同切磋提高,为提升患者的生存率和生活质量一起努力。另外,对于案例编写和诊疗中的不足,也请同道们批评指正。

梁晓华

目 录

1 脑脊液细胞学诊断

　　腰椎穿刺在 1891 年由海因里希·艾伦斯·昆克(Heinrich Irenaeus Quincke，1842—1922)首次报告，1904 年法国神经学家首次描述了脑脊液(cerebrospinal fluid)中的肿瘤细胞。自此开始，随着脑脊液制片方法的不断完善和逐步发展，出现了细胞病理学的新兴亚分支——脑脊液细胞学，其主要内容有两部分：细胞计数和分类。在中枢神经系统疾病诊断中，脑脊液细胞学是最有价值的基本方法。取 5～10 mL 脑脊液新鲜标本，使用细胞计数板人工计数脑脊液中的总细胞和红细胞，仍然是最准确的方法之一。通过 Sayk 沉淀法或 Cytospin 离心法制备涂片，使用 Wright 染色或 Wright-Giemsa 染色后在光学显微镜下进行细胞分类，并观察脑脊液固有细胞和脱落细胞，再进行形态分析和诊断，是脑脊液细胞学的重要内容。

◆ 1.1　脑脊液标本的获取和细胞预处理

　　大多数脑脊液标本主要通过腰椎穿刺获得，少数情况下，神经外科医生手术时直接从侧脑室抽取脑脊液，这些样本中往往含有正常神经组织碎片。有时候也可以直接通过

Ommaya囊获取脑脊液。脑脊液标本量最少需要1 mL,3 mL及以上更好,10 mL最佳。临床抽取脑脊液量的多少与患者是否会头痛没有直接关系。送检脑脊液标本应保存新鲜,尽快送至实验室,最好在脑脊液离体后半小时内进行细胞固定,最迟不要超过90 min;同时,应避免温度过低或过高,尽量保持恒温,并及时对标本进行处理以防止细胞溶解变性。如果不能立即制备涂片,应将脑脊液标本4℃冷藏,不要冷冻。如果预计标本送检可能超过48 h,可加入与标本等体积的50%乙醇或液基细胞保存液。在制片过程中,如加入胎牛血清等高浓度蛋白液,可防止细胞破坏并能保持形态完整性。当怀疑有脑膜转移癌但脑脊液中未发现癌细胞时,可以重复抽取脑脊液进行细胞学检查,但过多的检查次数并不能增加细胞学检查的阳性率,通常建议重复检查不超过3次。

在上海市抗癌协会脑转移瘤专家委员会的专家共识中,将脑脊液获取和预处理的流程注意点归纳为"3 - 10 - 30原则":脑脊液重复检查次数不超过3次,每次留取脑脊液标本最好不少于10 mL,脑脊液离体后最好在30 min内进行细胞固定[1]。如此操作,极大地提高了脑膜转移癌的细胞学检查阳性率。根据复旦大学附属华山医院(以下简称华山医院)肿瘤科的经验,临床上怀疑脑膜转移癌的患者,基本上都能通过脑脊液细胞学检查确定脑膜转移癌的诊断。

◈ 1.2 脑脊液细胞涂片的制备

脑脊液细胞涂片的制备:将新鲜脑脊液标本(约122 g)以

1 000 rpm 离心 10 min。离心后分离上清液用于生化或免疫检测。离心后的沉淀物可用含有胎牛血清的缓冲液重悬后或直接加入离心收集器内（根据不同厂家细胞收集器加样量的要求调整），细胞离心涂片仪以转速 1 000 rpm 离心 10 min 进行离心甩片。取出涂片自然干燥或甲醇固定后，用帕彭海姆（Pappenheim）系列染色液染色（包括 Wright 染色、Wright-Giemsa 染色及 May-Grünwald-Giemsa 染色），根据不同实验室具体情况选择染色液，待晾干贴标签后保存，以备细胞学评估。细胞涂片尽量选择防脱涂片或水化玻片，细胞收集效率关键取决于 Sayk 沉淀装置，建议选择带胶圈和调节螺丝的装置，若用弹簧片固定或无胶圈的收集装置可能在离心过程中造成细胞丢失而导致制片失败。另一个关键要素是收集装置中的滤纸，尽量选择过滤孔径为 1~5 μm 的，孔径过大会造成细胞或病原体丢失，从而影响细胞学诊断。

◈ 1.3 脑脊液细胞计数

脑脊液常规细胞计数主要反映白细胞的数量。国外实验室采用菲斯-罗森塔尔（Fuchs-Rosenthal）细胞计数板，而国内实验室则采用改良牛鲍（Neubauer-Improved）细胞计数板。用巴氏吸管取一滴未离心的脑脊液样本加入细胞计数板中进行计数，实际样本量仅有 3.2 μL。正常脑脊液细胞稀疏，白细胞计数 ＞4 个/μL 被认为白细胞增多[2]，本实验室（华山医院脑脊液检验中心）为 5 个/μL。在未染色情况下无法进一步区分淋巴细胞、单核细胞和中性粒细胞，通常使用冰醋酸破坏细胞膜,根据有核细胞的核形区分多个核细胞和单个核细胞,实际上多个核细胞不完全等同于中性粒细胞,往往临床上白血病细胞或淋巴瘤细胞的细胞核可呈分叶状,未染色时被识别为多个核细胞,而导致临床医生误认为是中性粒细胞。这种检测方法比较粗糙,细胞总数仅作为简单参考,其临床意义相对较低。白细胞计数增多可提示病理性异常,但细胞计数在正常范围并不能除外存在病理细胞,因此染色后更容易发现异常细胞和识别分类细胞。

◈ 1.4 脑脊液细胞学分类

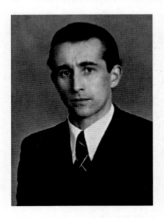

图 1 - 1 Johannes Sayk

查找异常细胞和识别分类细胞需要有效制片和染色。目前主要有两种制片方法:Sayk 沉淀法和 Cytospin 离心法。1954 年由德国耶拿大学汉斯·伯杰(Hans Berger)精神病学和神经病学诊所的 Johannes Sayk 教授(1923—2005)(图 1 - 1)与卡尔·蔡司公司合作研发了脑脊液细胞沉淀器,后来以 Saky 教授的名字命名。随后该细胞沉淀器被广泛应用于脑脊液细胞学的诊断和研究中。直至今日 Sayk 细胞沉淀器仍是最有效的脑脊液细胞收集器。在 Sayk 沉淀器的基础上增加离心力就形成了 Cytospin 离心法。根据笔者的经验,

Cytospin 离心法快速制片能更好地保持细胞形态,可避免细胞自溶现象。但传统的 Cytospin 离心法细胞收集器的细胞收集效率受到密封性能的影响,华山医院在原有基础上改良了 Cytospin 细胞收集器(图 1-2),提高了脑脊液细胞收集效率,增加了脑脊液细胞学诊断的敏感性。

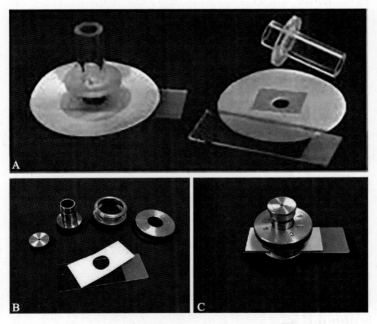

图 1-2 华山医院改良的 Cytospin 细胞收集器

A. Sayk 沉淀收集器,使用重物固定,缺点是标本容易渗漏,导致制片失败;
B. Sayk 沉淀收集器由有机玻璃改为铝合金装置(拆分图),并增加旋压固定装置,较 A 的功能稳定且密封,不易出现标本渗漏,缺点为沉降时间过长,易导致细胞溶解变性;C. Sayk 沉淀收集器组装后的完整沉淀收集器。

◈ 1.5 良性病变的脑脊液细胞

正常脑脊液细胞主要由非活化淋巴细胞和单核细胞组成。通过免疫细胞化学(immunocytochemistry，ICC)染色或流式细胞术检测，正常脑脊液中的淋巴细胞约 90% 是 T 细胞，约 1% 是 B 细胞。无免疫反应或病原体刺激的情况下，镜下所见的淋巴细胞和单核细胞属于未活化状态，其形态大致与外周血中的细胞相似。受到病原体或抗原刺激后脑脊液中的细胞会产生免疫应答，并引起细胞数量、种类和形态学改变，根据细胞的种类和形态学改变大致可以分为 4 类。第 1 类：急性炎症细胞反应(见书后彩图 1)，主要是指大量中性粒细胞增殖，常见于细菌、病毒及结核感染早期。特别是通过特殊染色(革兰氏染色、抗酸染色和弱抗酸染色)有助于发现病原体。淋巴细胞、中性粒细胞和单核巨噬细胞混合性细胞反应可见于亚急性炎症反应，如单核细胞性李斯特菌、结核分枝杆菌和真菌感染。第 2 类：慢性炎症细胞反应(彩图 2)，其中可分为细胞免疫反应和体液免疫反应。细胞免疫反应主要是 T 细胞增生活化，以成熟淋巴细胞、活化淋巴细胞为主，少量幼稚淋巴细胞(类似中心母细胞或免疫母细胞的形态)；体液免疫反应主要由 B 细胞、浆细胞样淋巴细胞及浆细胞组成，常见于神经性梅毒。脑脊液中的淋巴细胞种类、数量随着不同疾病的不同阶段而变化，有时可见巨噬细胞吞噬淋巴细胞现象或淋巴细胞有丝分裂型，这种情况也可在肿瘤性病变中观察到。第 3 类：嗜酸性粒细胞增多，常见于寄生虫病(如脑囊虫病、广州管圆线虫病)，也可见于术后脑膜异物超敏反应、脑室-腹腔分流（VP分流）、真菌或结核分枝杆菌感染。第4类：单核巨噬细胞、含铁血黄素细胞增多。蛛网膜下腔出血时，大量成熟红细胞进入脑脊液，激活单核细胞，吞噬红细胞后形成含铁血黄素细胞。但是需鉴别是穿刺血液污染还是真正的出血。因此，识别红细胞被巨噬细胞吞噬后的不同形态尤为重要。根据巨噬细胞吞噬红细胞和被消化的阶段，可见吞噬红细胞、含铁血黄素和类血色素的巨噬细胞。如果是出血或腰椎穿刺损伤的红细胞，离体后在标本容器中12 h内可发生吞噬现象。红细胞被吞噬24～72 h后，颜色逐渐变浅，之后变成深蓝色，形成含铁血黄素。含铁血黄素细胞是颅内出血的标志细胞，离体后不会出现这种细胞。数周后含铁血黄素可变成棕黄色的类胆红素结晶。

　　大部分脑脊液细胞学表现都是非特异性的，但也可见一些特异性形态学特征，可以辅助诊断感染性疾病，如Cowdary小体、R-D细胞、Mollaret细胞、多核巨细胞、淋巴细胞免疫岛等。如果直接找到病原体（如细菌、隐球菌、弓形虫及阿米巴原虫）也可以诊断，但需要结合细胞学背景综合判断。有时会发现胞外菌但无炎症细胞反应则可能是脑脊液采样后污染现象。只有查见细胞内病原体才能诊断，最终细胞学报告需结合病原微生物检查综合判断。

◈ 1.6　脑脊液中常见的脱落细胞及污染细胞

　　除了上述细胞外，少数情况可见脉络丛细胞、室管膜细胞和软脑膜细胞，通常无临床意义。室管膜细胞胞体较大，大约是淋巴细胞的 2 倍,类圆形,胞质较丰富,淡红色(嗜酸性),核类圆形、肾形、偏位,核染色质较粗糙,无核仁,相对来说细胞形态容易辨识。脉络丛细胞胞体较小、类圆形,胞质量中等或偏少,色蓝(嗜碱性),胞核类圆,核染色质较紧致,无核仁,多以细胞团出现。软脑膜细胞更为少见,该类细胞比小淋巴细胞体积小、类圆形,胞质量中等,分界不清,胞核呈肾形、类圆形,核染色质较紧致,无核仁,多以细胞团出现。术后引流管液或脑室液中可见神经组织碎片、胶质细胞、神经元和毛细血管细胞(彩图 3~5),而在腰椎穿刺脑脊液标本中则看不到这类细胞。在新生儿中偶尔可见未成熟的基质细胞,该类细胞常聚集、嵌合在一起,形似"铺路石样",形态上很容易与髓母细胞瘤混淆。污染细胞主要是在穿刺过程中循环血混入脑脊液所致,较常见,本实验室血液污染发生率为 10% 左右。若穿刺过程中损伤髓窦则会导致骨髓液混入脑脊液,本实验室骨髓液污染发生率为 0.2%。鉴别骨髓细胞污染的重要特征是该类细胞由不同类型、不同阶段的正常骨髓细胞组成,而淋巴造血系统肿瘤则是由形态单一的单克隆异常细胞组成。血液系统肿瘤的骨髓液污染脑脊液时,若发现原幼白细胞不能作为诊断中枢神经系统白血病的证据,人为因素导致的肿瘤性骨髓液污染与中枢神经系统白血病难以区分。

◈ 1.7 肿瘤性病变的脑脊液细胞

脑脊液细胞学检查是诊断脑膜转移癌的重要技术手段

之一。肿瘤细胞脑脊液播散和软脑膜受累,称为肿瘤性脑膜炎(neoplastic meningitis),可分为继发性和原发性,其中继发性较常见,如继发于乳腺癌、肺癌、胃癌、恶性黑色素瘤和淋巴造血系统恶性肿瘤等。在原发性中枢神经系统肿瘤中髓母细胞瘤、原始神经外胚层肿瘤(primitive neuroectodermal tumor,PNET)脑脊液播散较常见,高级别胶质瘤、颅咽管瘤及恶性脑膜肿瘤较少见。

　　脑膜转移癌患者的临床表现迥异,常见症状包括头痛、行走困难、复视、背部疼痛、下肢无力,甚至精神症状等。如果患者有恶性肿瘤病史,MRI发现可疑病变或增强,则需要脑脊液细胞学检查来明确诊断。大多数患者会出现脑脊液压力升高、蛋白质和细胞数增多而葡萄糖降低。一般来说,脑脊液的肿瘤细胞体积较正常细胞明显增大,胞质嗜碱性,有核仁,核质比增大且有核形变异。根据肿瘤细胞的大小、核形及细胞团排列特征大致分为3种细胞形态模式:上皮样细胞型、小圆细胞型及大细胞型。上皮样细胞型主要是实体瘤的软脑膜转移,其形态特征为胞体大、类圆形,胞质丰富,核大类圆,核偏位,核仁明显,多数散在出现,有时可见桑葚样、微乳头样或微腺腔样。小圆细胞型则是胞体小、类圆形,胞质量少,核大,核形有变异,核染色质细致,多数散在出现,常见于髓母细胞瘤、淋巴瘤、原始神经外胚层肿瘤、生殖细胞瘤、小细胞神经内分泌癌、神经母细胞瘤和胶质瘤等。大细胞型多数散在出现,胞体大、类圆形,核大,可见于胃腺癌、卵巢癌、胶质母细胞瘤和恶性室管膜瘤等。某些特殊的形态特征可提示某些肿瘤,如细胞内深染的色素颗粒是恶性黑色素瘤细胞的形态学特征。有时在恶性黑色素瘤引起的脑膜转移癌中也会发现色素颗粒,但数量很少,即便有也并不是黑色而常呈深蓝色。某些类型腺癌的典型特征是"印戒样"细胞,即中间透亮的大空泡和偏位核的大细胞。然而,这些细胞很容易与含有大空泡的组织巨噬细胞相混淆。形态学鉴别困难或需要明确肿瘤来源时,需要借助 ICC 染色来辅助诊断。ICC 染色是利用已知标记的特异性抗体来检测细胞上的未知抗原,显色方法主要有免疫荧光法和免疫酶标记法,主要应用于肿瘤的鉴别诊断、功能分类和指导临床治疗。在传统的脑脊液细胞学检查中,用 May-Grünwald-Giemsa 染色后可鉴别良恶性细胞和进行详细的细胞分类。恶性肿瘤细胞的进一步鉴别如仅凭形态学会十分困难,应用 ICC 染色鉴定恶性肿瘤细胞的来源非常有必要。

1.7.1　肺癌

肺癌的 4 种常见组织类型(腺癌、鳞癌、大细胞癌和小细胞神经内分泌癌)均可发生脑膜转移。最常见的是腺癌,鳞癌罕见。肺腺癌的细胞形态学特征是胞体大,类圆形,胞质丰富,部分细胞胞质边缘有微小瘤状突起,形似"蕾丝花边样",核大类圆,核偏位,核仁明显,大多数是单个细胞出现,少数可见簇状细胞(彩图 6～彩图 8)。常用免疫标记包括 CAM5.2、CK7、TTF - 1、NapsinA、Her - 2 和 Ki67。

肺小细胞神经内分泌癌在脑脊液中可以单个散在或巢状出现,单个肿瘤细胞很容易与幼稚淋巴细胞相混淆。巢状肿瘤细胞中出现"嵌合样"核、"刀切样"核是诊断小细胞癌的重要特征之一(彩图 9)。这些细胞学特征也可以出现在胶质瘤、髓母细胞瘤和淋巴瘤中,仅凭形态学无法区分这些肿瘤。增加免疫标记可以鉴别出小细胞癌,如 Syn、CgA、TTF－1和 CD56。

1.7.2 乳腺癌

乳腺癌脑膜转移并不少见,仅次于肺腺癌。乳腺癌在胸腔积液中的典型"炮弹样"细胞团,在脑脊液中几乎看不到。大多数病例都以单个散在细胞出现。其形态学特征与肺腺癌相似,胞体大、类圆形,胞质丰富,核大类圆,核偏位,核仁明显(彩图 10、彩图 11)。加做免疫标记(ER、PR、Her－2和 Ki67)对临床诊断有指导作用。

1.7.3 黑色素瘤

脑膜黑色素瘤多数由皮肤或其他器官的黑色素瘤转移至脑膜所致,原发于中枢神经系统的肿瘤较少见。黑色素瘤的细胞形态学特征是细胞胞体大,核大类圆,核仁明显,胞质内可见黑色素颗粒(彩图 12)。大多数患者有恶性黑色素瘤病史,凭细胞学诊断比较简单,少数情况下患者没有明确的黑色素瘤病史,恶性肿瘤细胞缺乏黑色素颗粒,因此需要免疫细胞标记进行鉴别诊断,通常 HMB－45 和 S－100 染色均为阳性,CK 和 EMA 染色一般为阴性(彩图 13)。

1.7.4 恶性淋巴瘤

5%～10%的非霍奇金淋巴瘤患者会累及软脑膜,可以出现在发病之初,也可以出现在治疗中或复发时。淋巴造血系统肿瘤较实体瘤更容易累及软脑膜,其中淋巴母细胞淋巴瘤、弥漫大 B 细胞淋巴瘤、Burkitt 淋巴瘤较容易累及中枢神经系统。而小淋巴细胞淋巴瘤等惰性淋巴瘤或霍奇金淋巴瘤累及中枢神经系统较为罕见。常见淋巴瘤细胞在脑脊液中的形态学特征大致为:细胞散在出现,较中小淋巴细胞胞体大,胞核不规则、扭曲、折叠、有切迹或呈分叶状,核染色质较细致,核仁明显,核分裂象较易见(彩图 14、彩图 15)。淋巴瘤需要与反应性淋巴细胞增生相鉴别,一般来说反应性淋巴细胞增生的细胞组成呈多样性、异质性,可见胞体大的幼稚淋巴细胞、浆细胞样淋巴细胞及浆细胞,甚至可以见到有丝分裂型,但是总体来说细胞形态呈多样化表现,各个阶段分化的细胞均可见,不会出现形态单一且核形变异的异常淋巴细胞增多。在异常淋巴细胞数量少的情况下,必须通过免疫标记才能明确诊断(彩图 16~彩图 22),首选流式细胞术检测。绝大多数炎症反应细胞主要类型是 T 细胞,而绝大多数中枢神经系统淋巴瘤主要类型是 B 细胞,因此,脑脊液中如果发现异常淋巴细胞应高度怀疑 B 细胞肿瘤,也可以通过免疫标记来看是否为异常淋巴细胞(正常淋巴细胞 kappa 和 lambda 均表达,单一表达则认为是异常),或者加做 CD20、PAX - 5 等 B 细胞淋巴瘤相关诊断的免疫细胞化学标记来明确诊断。当形态学、流式细胞学及 ICC 染色仍不能明确诊断时,可以选择分子检测方法来辅助诊断,如原发中枢神经系统淋巴瘤中的热点基因突变 MYD88 和 CD79B。此外,中枢神经系统淋巴瘤细胞形态很容易与其他小圆细胞样肿瘤混淆,如髓母细胞瘤、生殖细胞瘤、原始神经外胚层肿瘤(PNET)、尤文肉瘤、神经母细胞瘤和胶质母细胞瘤等。

（作者：陈锟）

参考文献

［1］梁晓华,黄若凡,詹琼. 驱动基因阳性非小细胞肺癌脑转移诊治上海专家共识(2019 年版)［J］. 中国癌症杂志,2019,29(1):71－80.

［2］HEPNAR D, ADAM P, ŽÁKOVÁ H, et al. Recommendations for cerebrospinal fluid analysis ［J］. Folia Microbiol (Praha)，2019,64(3):443－452.

［3］DAHLMANN N, ZETTL UK, KUMBIER E. The development of sayk's cell sedimentation chamber: a historical view on clinical cerebrospinal fluid diagnostics ［J］. Eur Neurol, 2017,77(3－4):162－167.

2 免疫联合化疗治疗三阴性乳腺癌脑和脑膜转移

◈ 2.1　病史摘要

——基本病史——

患者,女,43 岁,因"乳腺癌术后 15 个月,头晕、头痛 1 月余"于 2020 年 12 月 10 日入院。2019 年 9 月患者接受"右乳腺癌改良根治术"。术后病理报告示:(右乳)浸润性导管癌,肿瘤大小 2.0 cm×2.0 cm×2.5 cm,同侧腋窝淋巴结 6/11 见癌转移。免疫组化检查:Ki67(40%＋),ER(－),PR(－),Her-2(－)。PD-L1:肿瘤细胞阳性比例分数(tumor cell proportion score, TPS)＝0,联合阳性分数(combined positive score, CPS)＜1。基因检测:*MDM4* 扩增,*FGFR1* 扩增,*BRCA1*、*BRCA2* 野生型,微卫星稳定(microsatellite stability, MSS),肿瘤突变负荷(tumor mutation burden, TMB):1 Mut/Mb。术后诊断:右乳浸润性导管癌,$pT_2N_2M_0$,ⅢA 期,三阴性。2019 年 10 月至 2020 年 3 月行术后辅助化疗,表柔比星联合环磷酰胺化疗 4 次再转单药紫杉醇化疗 4 次(EC×4－T×4),共 8 次。2020 年 3～5 月行胸壁放疗,剂量

50 Gy/25 Fx。2020 年 5 月和 10 月分别复查胸腹部 CT 未见明显肿瘤复发转移征象。2020 年 11 月患者无明显诱因出现头晕、头痛、视物旋转伴呕吐。脑 MRI 示：右侧颞枕叶交界处、双侧额叶、左侧颞叶及左侧额顶叶近大脑镰处多发性异常强化灶，考虑转移。当地医院未行治疗。头痛、头晕症状持续加重。

入院体格检查

美国东部肿瘤协作组体能状态评分（ECOG PS）1 分，坐轮椅入院，神清。右乳缺如，左乳正常，双侧锁骨上、腋下、腹股沟未触及肿大淋巴结；四肢肌力 Ⅳ 级，脑膜刺激征（颈项强直、克尼格征）阳性。

入院后诊疗经过

2020 年 12 月 11 日行腰椎穿刺，脑脊液压力为 190 mmH$_2$O，脑脊液中见大量肿瘤细胞，免疫组化检查：ER（－）、PR（－）、Her - 2（－），符合转移性腺癌（彩图 23）；脑 MRI 示脑内多发转移灶（图 2 - 1 A 列）；腹盆腔 CT 未见转移灶。血肿瘤标志物：胃泌素释放肽前体（ProGRP）34.64 pg/mL，鳞状上皮细胞癌抗原（SCC）0.54 ng/mL，甲胎蛋白（AFP）2.69 μg/L，癌胚抗原（CEA）50.46 μg/L，糖类抗原 125（CA125）456.80 U/mL，糖类抗原 15 - 3（CA15 - 3）15.88 U/mL，细胞角蛋白 19 片段（CY211）3.37 ng/mL，糖类抗原 19 - 9（CA19 - 9）72.68 U/mL，糖类抗原 72 - 4（CA72 - 4）1.11 U/mL，神经元特异性烯醇化酶

(NSE)9.68 ng/mL。

入院后第3天行姑息化疗＋抗血管生成治疗＋免疫治疗的四药联合方案:阿替利珠单抗1200 mg 静脉滴注,第1天＋贝伐珠单抗500 mg 静脉滴注,第1天＋吉西他滨1.6 g 静脉滴注,第1、8天＋顺铂120 mg 静脉滴注,第1天;每3周重复1次。化疗1周后患者头痛、头晕症状明显缓解。化疗第2周期、第4周期、第6周期后分别复查脑MRI,可见脑部转移灶较前明显减小,甚至部分病灶已不可见,第4周期复查脑脊液肿瘤细胞较前减少(彩图23)。疗效评价:部分缓解(partial response,PR)。2021年6月进入维持治疗:阿替利珠单抗

| A 基线状态 | B 第2周期 | C 第4周期 | D 第6周期 |

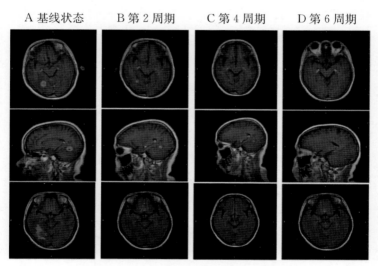

图2-1　颅内病灶治疗前后变化情况

A. 治疗前,右侧颞枕叶交界处、双侧额叶、左侧颞叶及左侧额顶叶近大脑镰处多发转移灶。B. 治疗第2周期,脑部转移灶均明显缩小。C. 治疗第4周期,脑部转移灶进一步缩小。D. 治疗第6周期,脑部转移灶消失。

表2-1　患者疗效评价

周期数	头晕、头痛	ECOG PS	脑部病灶	CEA (μg/L)	CA125 (U/mL)	疗效评价
治疗前基线	明显	1	多发、水肿明显	50.5	456.8	—
2	无	0	减少、缩小	26.2	345.0	PR
4	无	0	继续减少、缩小	30.8	422.0	PR
6	无	0	几乎消失	30.5	420.0	PR

ECOG PS:美国东部肿瘤协作组体能状态评分;CEA:癌胚抗原;CA:糖类抗原;PR:部分缓解。

1 200 mg 静脉滴注,第 1 天＋贝伐珠单抗 500 mg 静脉滴注,第 1 天;每 3～4 周重复 1 次。2021 年 8 月患者再次出现头痛、头晕,后外院行全脑放疗。无进展生存期(progression free survival,PFS)为 8 个月。

2.2　临床特征归纳

(1) 患者,女,43 岁。

(2) 乳腺癌术后 15 个月,头晕、头痛 1 月余。

(3) 术后病理诊断乳腺浸润性导管癌,三阴性,$pT_2N_2M_0$,ⅢA 期。

(4) 术后辅助化疗 EC×4 - T×4。

(5) 脑膜刺激征(颈项强直、克尼格征)阳性。

(6) 脑部多发转移灶。

（7）脑脊液中有肿瘤细胞。

（8）阿替利珠单抗＋贝伐珠单抗＋吉西他滨＋顺铂治疗后脑部转移灶明显缩小甚至不可见，头痛、头晕症状消失，脑脊液中仍见肿瘤细胞。PFS 达 8 个月。

◆ 2.3 诊疗经过讨论

患者入院后经过脑 MRI 和脑脊液细胞学检查，明确诊断为三阴性乳腺癌脑和脑膜转移。下一步的治疗如何选择？

乳腺癌脑膜转移治疗手段有限，预后差，自然生存时间为 4～6 周，经过综合治疗后中位生存时间仅 2～4 个月。目前乳腺癌脑膜转移癌尚无公认的标准治疗方法，临床上以放疗、鞘内注射化疗、系统化疗为主要手段，主要治疗目标是缓解患者头痛、头晕等中枢神经系统症状。

该患者术后辅助化疗结束 1 年内发生脑和脑膜转移，术后辅助治疗仅使用过 EC×4 - T×4，可选择的全身治疗方案包括化疗、抗血管生成治疗、免疫治疗等，局部治疗可行全脑放疗、鞘内注射化疗。由于全脑全脊髓放疗不仅对神经认知功能影响大、骨髓抑制明显、影响后续的全身治疗，且目前无证据表明放疗的生存获益，故暂不考虑。对于鞘内注射化疗，虽然前期数据证实鞘内注射甲氨蝶呤（MTX）、脂质体阿糖胞苷对乳腺癌脑膜转移有一定疗效[1,2]，但对于一般情况较好的患者，全身治疗的基础上加鞘内注射化疗的神经系统毒性明显升高[3]。考虑到患者一般情况尚可，因此首选全身化疗。联合阿替利珠单抗和贝伐珠单抗的依据如下：与非三阴性乳腺癌相比，三阴性乳腺癌（triple negative breast cancer，TNBC）脑转移组织高表达 PD‐L1，并且具有丰富的肿瘤浸润淋巴细胞，奠定了 TNBC 免疫治疗的地位。IMpassion130 研究[4]PD‐L1 单抗联合化疗对比安慰剂联合化疗在不可切除局部晚期或转移性 TNBC 患者的疗效。该研究纳入了部分 TNBC 脑转移患者，但是排除了脑膜转移患者，结果证实不论 PD‐L1 表达状态如何，免疫联合化疗都优于单纯化疗。KEYNOTE‐355 研究结果也表明，在 PD‐L1 阳性患者中，免疫联合化疗的生存优于单纯化疗[5]。此外，近年也有研究证实了免疫检查点抑制剂（immune checkpoint inhibitor，ICI）后线治疗乳腺癌脑膜转移患者的疗效。一项研究[6]纳入了 16 例单药 PD‐1 单抗后线治疗实体瘤合并脑膜转移患者，在第 12 周时中枢神经系统缓解率（包括中枢神经系统症状缓解、影像学改善及脑脊液细胞学变化）为 38%。另一项探讨单药 PD‐1 抑制剂后线治疗实体瘤脑膜转移癌患者的疗效及安全性的研究，纳入 20 例多线治疗耐药后发生脑膜转移的实体瘤患者，其中 17 例乳腺癌，中位随访时间 6个月，3 个月总生存（overall survival，OS）率达 60%，疾病控制率 55%，并且安全性良好[7]。因此，免疫联合化疗可改善 TNBC 脑、脑膜转移患者的生存。

近年来许多研究表明，免疫联合抗血管生成治疗的模式在多种实体瘤患者中产生协同效应。对于 TNBC 合并脑转移的患者，其肿瘤组织分泌更多的血管内皮生长因子（vascular endothelial growth factor，VEGF）促进血管生成，其颅内肿瘤新生血管较无脑转移及 *HER2* 过表达的乳腺癌患者明显增多,贝伐珠单抗联合细胞毒性化疗药可改善TNBC 脑转移患者的中枢神经系统肿瘤对治疗的反应[8]。抗血管生成药物可促进肿瘤血管发生重塑,诱导血管正常化,改善肿瘤的乏氧环境和代谢性酸中毒的状态,分泌细胞因子,促进免疫细胞的局部浸润及激活,从而逆转免疫抑制微环境为免疫支持微环境,增强抗肿瘤效应。

本案例治疗带来的思考:患者综合治疗 1 周后中枢神经系统症状得到明显缓解,缓解时间持续 7 月余。因此认为PD-(L)1 单抗联合化疗是值得考虑的一线治疗 TNBC 脑、脑膜转移的一种方法。

◈ 2.4 专家点评

本例患者在常规胸腹部 CT 随访未见转移后 1 个月诊断脑和脑膜转移,推测在 2020 年 10 月那次随访时已经发生脑转移了,只是当时未进行脑 MRI 检查,因而未能发现脑转移。至于根治术后的乳腺癌患者是否需要定期检查脑 MRI 及间隔多长时间做一次脑 MRI 检查,学界还没有完全一致的意见,需要结合患者的分子分型、复发转移的高危因素、就医的便捷程度、经济负担能力及患者的意愿等综合考虑。但是如果发生不明原因的头痛、头晕、恶心、呕吐,尤其是喷射性呕吐、肢体麻木或活动障碍、言语不利、视物障碍、癫痫等神经系统症状时,就需做脑 MRI 检查,以确定是否存在脑转移。如果脑膜或者脊膜存在线样或结节样强化、脑室扩大等征象,提示可能存在脑膜转移,需进一步做腰椎穿刺行脑脊液细胞学检查。但是,没有脑膜和脊膜的强化,并不能否定脑膜转移的存在。本例脑 MRI 检查仅见脑实质的多发小转移灶,并未见脑膜强化,但是脑脊液检查却证实存在脑膜转移。因此有条件的医疗中心,在脑实质转移灶不能很好地解释患者的症状,或者没有脑实质转移灶但是存在不能解释的头痛及其他神经系统症状时,必须考虑脑膜转移的可能,应尽快通过脑脊液细胞学检查来鉴别。

　　传统上认为,脑或脑膜转移的治疗药物选择需考虑药物的血脑屏障通透性。血脑屏障可影响药物进入脑组织,但是脑转移灶的血管为肿瘤新生血管,并不存在完整的血脑屏障,因此,静脉使用的化疗药物等可以抵达脑部转移灶。软脑膜有丰富的小血管,并伸入脑组织内,软脑膜和蛛网膜也随之进入脑组织,软脑膜组织延伸至毛细血管时即已消失,因此在毛细血管周围没有间隙。软脑膜及其血管与室管膜上皮共同构成脉络组织。在某些部位,脉络组织的血管反复分支成丛,连同其表面的软脑膜和室管膜上皮一起突入脑室,形成脉络丛。脉络丛是产生脑脊液的主要结构。血液中的物质可以通过脉络丛分泌进入脑脊液,脑脊液中的物质也可通过脉络丛重吸收回到血液。因此,血液中的化疗药物可以通过脉络丛进入脑脊液,从而抑制脑脊液中的肿瘤细胞。因此,全身系统治疗仍为主要的治疗选择。

　　本例患者是乳腺癌术后辅助治疗后间隔一段时间发生的脑和脑膜转移,属于一线姑息治疗。鉴于 TNBC 的总体化疗效果不佳,因此参考目前关于 TNBC 药物治疗的一些临床研究成果设计了全身治疗方案。虽然这些临床研究的循证医学证据级别不是很高,但仍然可以作为制订治疗方案的重要参考依据。本例患者的治疗效果也证明了化疗联合免疫治疗和抗血管生成治疗的有效性。

(作者:王玉 点评:梁晓华)

参考文献

[1] NIWIŃSKA A, RUDNICKA H, MURAWSKA M. Breast cancer leptomeningeal metastasis: the results of combined treatment and the comparison of methotrexate and liposomal cytarabine as intracerebro-spinal fluid chemotherapy [J]. Clin Breast Cancer, 2015, 15(1): 66 - 72.

[2] RUDNICKA H, NIWIŃSKA A, MURAWSKA M. Breast cancer leptomeningeal metastasis — the role of multimodality treatment [J]. J Neurooncol, 2007, 84(1): 57 - 62.

[3] BOOGERD W, VAN DEN BENT M, KOEHLER P, et al. The relevance of intraventricular chemotherapy for leptomeningeal metastasis in breast cancer: a randomised study [J]. Eur J Cancer, 2004, 40(18): 2726 - 2733.

[4] EMENS L, ADAMS S, BARRIOS C, et al. First-line atezolizumab plus nab-paclitaxel for unresectable, locally advanced, or metastatic triple-negative breast cancer: IMpassion130 final overall survival analysis [J]. Ann Oncol, 2021, 32(8): 983 - 993.

[5] CORTES J, CESCON D, RUGO H, et al. Pembrolizumab plus chemotherapy versus placebo plus chemotherapy for previously untreated locally recurrent inoperable or metastatic triple-negative breast cancer (KEYNOTE - 355): a randomised, placebo-controlled, double-blind, phase 3 clinical trial [J]. Lancet, 2020, 396(10265):

1817 - 1828.

［6］NAIDOO J, SCHRECK K, FU W, et al. Pembrolizumab for patients with leptomeningeal metastasis from solid tumors: efficacy, safety, and cerebrospinal fluid biomarkers [J]. J Immunother Cancer, 2021,9 (8). :e002473.

［7］BRASTIANOS P, LEE E, COHEN J, et al. Single-arm, open-label phase 2 trial of pembrolizumab in patients with leptomeningeal carcinomatosis [J]. Nat Med, 2020,26(8):1280 - 1284.

［8］LV Y, MA X, DU Y, et al. Understanding patterns of brain metastasis in triple-negative breast cancer and exploring potential therapeutic targets [J]. Onco Targets Ther, 2021,14:589 - 607.

3 驱动基因阳性肺腺癌脑膜转移的后线鞘内注射化疗

◇ 3.1 病史摘要

—— 基本病史 ——

患者,女,33 岁,因"诊断肺癌 2 年余,头晕、恶心伴步态不稳 1 个月"于 2021 年 3 月 22 日入院。患者 2018 年 11 月体检发现肺部多发结节(最大者位于右上肺,直径约 2.5 cm),PET/CT 提示双肺多发结节,右肺门及气管前腔静脉稍大淋巴结;头颅 MRI 未见明显异常。2018 年 11 月 26 日右肺肿块穿刺活检病理报告示肺腺癌;基因检测: *EGFR L858R* 阳性,*T790M* 阴性。2018 年 12 月开始口服吉非替尼 250 mg,每日 1 次。2019 年 6 月复查头颅 MRI 见脑内多发性转移瘤(大者直径约 1 cm),较前新发;外周血基因检测: *EGFR L858R* 突变,*T790M* 阴性。2019 年 6 月 16 日改为口服奥希替尼 80 mg,每日 1 次。2019 年 7 月 14 日复查头颅 MRI 提示脑内多发性转移瘤较前略缩小,CT 提示肺内多发性病灶与前相仿,疗效评价:病情稳定(stable disease,SD)。2020 年 5 月 7 日复查胸部 CT 示:右肺上叶周围型肺癌并两肺广泛转移,较前部分新增、部分增大(右肺上叶较大者,直径约3 cm);头颅 MRI 示:脑内多发性转移灶较前略增大;疗效评价:病情进展(progressive disease,PD)。肺组织和外周血基因检测示:EGFR L858R 突变,ERBB2 扩增,PD-L1 TPS<1%。遂在外院参加"安罗替尼联合培美曲塞加卡铂对比培美曲塞加卡铂治疗奥希替尼耐药的晚期或局部晚期的非鳞非小细胞肺癌的多中心、随机对照的 Ⅱ 期临床研究",进入对照组。2020 年 6～8 月行 4 周期化疗:卡铂 576/464 mg 静脉滴注,第 1 天＋培美曲塞 750 mg 静脉滴注,第 1 天,每 3 周重复 1 次。4 周期后疗效评价:SD。2020 年 9 月 1 日、22 日行维持治疗:培美曲塞 750 mg 静脉滴注,第 1 天,每 3 周重复 1 次。2020 年 10 月 13 日复查提示肺内、颅内病情进展,从临床试验出组。2020 年 10 月 15 日至 12 月 19 日更改方案为:贝伐珠单抗 765 mg 静脉滴注,第 1 天＋紫杉醇白蛋白结合型 390 mg 静脉滴注,第 1 天＋卡铂 AUC 5(450 mg)静脉滴注,第 1 天;每 3 周重复 1 次。化疗后出现中性粒细胞缺乏性发热,给予粒细胞集落刺激因子等对症处理后好转。经过 3 周期化疗后疗效评价:SD。2021 年 1 月 12 日至 3 月 2 日以贝伐珠单抗 765 mg 作为维持治疗,每 3 周静脉滴注 1 次。2021 年 3 月 2 日开始患者出现头痛、头晕,伴恶心、呕吐,步态不稳,意识清楚,无咳嗽、咳痰等。2021 年 3 月 11 日头颅 MRI 示:脑内多发转移结节、两肺弥漫斑片结节影,与 2022 年 12 月的检查结果相似。2021 年 3 月 12 日外院腰椎穿刺检查:脑脊液压力 300 mmH$_2$O。上述症状持续加重,为求进一步诊治入院。

入院体格检查

ECOG PS 1分,轮椅入院,神清,对答切题,查体合作。双侧锁骨上、腋下、腹股沟未触及肿大淋巴结。心肺无明显异常。四肢肌力Ⅳ级,脑膜刺激征阳性。

入院后实验室及影像学检查

2021年3月22日外周血肿瘤标志物检测:CEA 9.5 μg/L,CA125 69 U/mL,CY211 3.7 ng/mL,CA19 - 9 24.7 U/mL。2021年3月23日腰椎穿刺测脑脊液压力>300 mmH$_2$O,可见大量肿瘤细胞,细胞形态及免疫化学染色符合肺腺癌(彩图24 A)。脑脊液二代测序(next-generation sequencing,NGS):EGFR L858R突变,EGFR扩增。2021年3月27日头颅MRI见脑内多发性异常强化灶,符合转移瘤表现,软脑膜转移可能(图3-1 A);脊椎MRI:胸椎软脊膜强化(图3-1 B)。诊断:右肺腺癌多发性转移 cT$_4$N$_2$M$_{1c}$(双肺、脑、脑膜、脊膜),Ⅳc期,EGFR L858R阳性,EGFR扩增,T790M阴性,PD - L1 TPS<1%。

入院后诊疗经过

2021年3月25日开始给予鞘内注射化疗:培美曲塞40 mg,第1、5、8、12天,每4周重复1次。2021年3月28日(第3天)患者恶心、呕吐、头晕明显减轻,精神状态持续好转,出院后可逛街、购物,未见明显不良反应。2021年4月23日复查

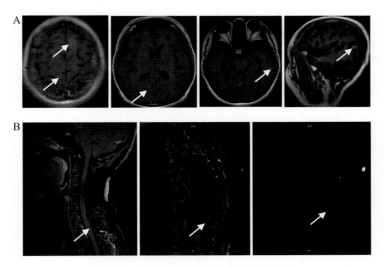

图 3-1 头颅和脊髓 MRI 上的病灶情况

A. 头颅 MRI：脑内多发性异常强化灶（2021 年 3 月 27 日）；B. 颈胸椎 MRI：脊膜多发性线状强化（2021 年 3 月 29 日）。

腰椎穿刺示：脑脊液压力 260 mmH$_2$O，脑脊液细胞涂片中见少量肿瘤细胞（彩图 24 B）。2021 年 4 月 26 日头颅 MRI 示：脑内多发性异常强化灶同前相仿，软脑膜转移同前相仿。总体疗效评价：SD。

2021 年 4 月 25 日开始行第 2 周期鞘内注射化疗。2021 年 5 月 3 日复查腰椎穿刺示：脑脊液压力 200 mmH$_2$O，脑脊液细胞涂片中肿瘤细胞较前减少（彩图 24 C）。2021 年 5 月 4 日（第 9 天）患者再次出现头晕、轻微头痛、恶心，思维轻微混乱，偶有对答不切题。2021 年 5 月 9 日给予阿法替尼靶向治疗，未再继续鞘内注射培美曲塞。

◈ 3.2 临床特征归纳

（1）患者，女，31 岁时诊断肺腺癌，未婚未育。

（2）*EGFR L858R* 阳性，*T790M* 阴性。吉非替尼治疗 7 个月后发生脑多发性转移。

（3）基因检测仍为 *EGFR L858R* 阳性，*T790M* 阴性。奥希替尼治疗 11 个月后肺、脑病灶进展。

（4）三线治疗使用培美曲塞＋卡铂化疗后 4 个月发生肺、脑病灶进展。

（5）贝伐珠单抗＋紫杉醇白蛋白结合型＋卡铂化疗作为四线治疗，PFS 为 5 个月，后续出现头痛等症状。

（6）脑脊液中找到肿瘤细胞。影像学检查见颅内多发性转移灶，脊膜多发性线状强化。

（7）鞘内注射培美曲塞的 PFS 不到 1.5 个月。

◈ 3.3 诊疗经过讨论

患者为驱动基因突变晚期肺腺癌，经历多线治疗后发生脑膜转移，下一步治疗如何选择？

本例为 *EGFR* 基因阳性肺腺癌，患者既往经历一代和三代 EGFR－TKI 及多线化疗方案治疗，均以失败告终，后因明显的中枢神经系统症状而入我科。评估肺内病灶稳定，新发脑膜、脊膜转移。该患者颅外病灶稳定，颅内疾病进展的原因很可能为血脑屏障影响药物的渗透性,使得脑内药物浓度较低,不足以抑制进入中枢神经系统"避难"的肿瘤细胞。患者既往经过多线化疗,且出现Ⅳ度骨髓抑制,故暂缓全身治疗。美国国立综合癌症网络（National Comprehensive Cancer Network,NCCN）指南推荐,发生软脑膜转移的患者,若卡氏功能状态评分（karnofsky,KPS）≥60分,无重要的神经功能障碍,可以选择全身治疗或鞘内注射化疗,脑脊髓膜转移瘤体积较大（包括脑实质转移、有症状的部位或脑脊液梗阻）患者,可选择局部放疗。全脑全脊髓放疗由于毒性大,且目前没有证据表明其可延长生存,因此仅在充分评估患者的耐受性后方可酌情选择。既往报道鞘内注射化疗药物可以提高脑脊液药物浓度,控制局部症状。甲氨蝶呤是最常用的鞘内注射化疗药物,但对于肺腺癌合并脑膜转移患者的生存获益未知,目前少用。培美曲塞是多靶点抗叶酸剂,对于非鳞非小细胞肺癌有良好的抗肿瘤活性。一项来自哈尔滨医科大学附属第二医院信涛教授开展的开放性、前瞻性、单臂的1/2期临床研究[1]纳入30例既往多线治疗后（包括化疗、EGFR-TKI治疗、鞘内注射、全脑放疗等）出现脑膜转移的 EGFR 基因阳性的非小细胞肺癌（non-small cell lung cancer,NSCLC）患者,推荐剂量50 mg培美曲塞鞘内注射,结果84.6%患者的中枢神经系统症状改善的同时KPS评分至少提高10分,30例患者的中位生存时间为9个月。另一项来自吉林大学附属第一医院的研究纳入了13例经过多线治疗后合并脑膜转移的晚期 NSCLC 患者,其中包括10例 EGFR 突变,1例 ALK 融合突变,结果其疾病控制率为

54％,有效率 31％,77％的患者中枢神经系统症状改善[2]。其他研究报道培美曲塞鞘内注射化疗联合放疗或者其他全身治疗在 NSCLC 脑膜转移患者中有一定的疗效,且安全性尚好[3,4]。因此,综合本例患者的客观病情、治疗意愿等因素,经充分的沟通,遂给予培美曲塞鞘内注射治疗。

本例治疗带来的思考:对于合并驱动基因突变的 NSCLC 患者在 EGFR - TKI 及化疗耐药后发生脑膜转移,行培美曲塞鞘内注射有一定的疗效,无明显不良反应,但持续时间不长,可作为后线治疗的选择之一。

◈ 3.4 专家点评

脑膜转移癌是否需给予鞘内注射化疗药物? 注射何种药物? 疗效如何? 目前业内专家的分歧比较大。现有的有关鞘内注射化疗药物治疗脑膜转移癌的临床研究绝大多数属于低质量研究:几乎都为回顾性研究或非随机对照研究,更多的是单臂研究,病例数较少,常合并全身化疗、抗血管生成药物、全脑放疗等其他抗肿瘤治疗,因此很难评估鞘内注射化疗药物在其中起了多大作用,至多是证明了使用这些药物鞘内注射的安全性。

软脑膜-蛛网膜-脑脊液屏障不如血脑屏障致密,通透性比血脑屏障大,而且毛细血管中的物质可以通过脉络丛分泌进入脑脊液,因此静脉注射的药物除了大分子药物外,一般药物都可以进入脑脊液。有研究认为,鞘内注射药物的浓度,相当于缓慢静脉注射药物的效果[5]。因此,理论上推测,如果某种药物能够杀灭肿瘤细胞,那么通过静脉注射可以达到控制疾病的目的。目前不少专家希望通过鞘内注射化疗药物来提高疗效,主要是因为静脉全身化疗的效果差。实际上,静脉化疗效果差的原因更多是患者已经经过多线治疗耐药后,缺乏有效的药物,而与是否需要鞘内注射关系不大。所以,鞘内注射化疗药物对于脑膜转移癌的疗效如何,急需通过高质量的临床研究来论证。在没有明确结论之前,不建议优先考虑鞘内注射化疗药物,只有在常规的治疗方法都无效后,选择特定的患者可以一试。

(作者:王玉　点评:梁晓华)

参考文献

[1] FAN C, ZHAO Q, LI L, et al. Efficacy and safety of intrathecal pemetrexed combined with dexamethasone for treating tyrosine kinase inhibitor-failed leptomeningeal metastases from EGFR-mutant NSCLC-a prospective, open-label, single-arm phase 1/2 clinical trial (unique identifier: ChiCTR1800016615) [J]. J Thorac Oncol, 2021, 16(8):1359 - 1368.

[2] PAN Z, YANG G, CUI J, et al. A pilot phase 1 study of intrathecal pemetrexed for refractory leptomeningeal metastases from non-small-cell lung cancer [J]. Front Oncol, 2019,9:838.

[3] MIAO Q, ZHENG X, ZHANG L, et al. Multiple combination therapy based on intrathecal pemetrexed in non-small cell lung cancer patients with refractory leptomeningeal metastasis [J]. Ann Palliat Med, 2020,9(6):4233 - 4245.

[4] PAN Z, YANG G, HE H, et al. Intrathecal pemetrexed combined

with involved-field radiotherapy as a first-line intra-CSF therapy for leptomeningeal metastases from solid tumors: a phase Ⅰ/Ⅱ study [J]. Ther Adv Med Oncol，2020，12：1758835920937953.

[5] CALIAS P，PAPISOV M，PAN J，et al. CNS penetration of intrathecal lumbar idursulfase in the monkey，dog and mouse: implications for neurological outcomes of lysosomal storage disorder [J]. PLoS One，2012，7：e30341.

4 缺乏神经系统症状的肺癌脑膜转移

◈ 4.1 病史摘要

——基本病史——

患者,男,2017 年(时年 67 岁)因"咳嗽、气促"在当地医院行 CT 检查提示肺结节。PET/CT 示左上肺不规则结节[氟代脱氧葡萄糖(fludeoxyglucose,FDG)代谢轻度增高,炎症可能性大],余未见异常。每年定期随访,结节大小无明显变化,但密度变实。2019 年 5 月患者出现左侧面部麻木,头颅 MRI 示:颅内多发性占位,考虑转移瘤。CT 检查见左上肺占位性病变,直径 1.7 cm。骨扫描示:全身多发肿瘤骨转移。左肺结节穿刺活检病理报告示:左上肺低分化腺癌。诊断:肺腺癌 cT_1NxM_1,Ⅳ期(脑、骨转移)。2019 年 5 月 29 日给予培美曲塞 940 mg,第 1 天+顺铂 140 mg,第 1 天,治疗 1 次。后基因检测报告示:*EGFR E18 G719A* 突变,故从 2019 年 6 月起每日口服阿法替尼 30 mg,直至 2020 年 9 月。其间分别于 2019 年 7 月和 11 月复查脑 MRI 和肺 CT,提示肺部结节和颅内病灶较前缩小、减少,疗效评价:PR。后因疫情影响未定期复查评估。2020 年 8 月为行常规评估入院,当时无头痛、头晕、恶心、呕吐等不适,面部麻木无加重。

入院体格检查

ECOG 评分 1 分,神清,步行入病房。颈软,无抵抗。全身淋巴结触诊无明显肿大,双肺呼吸音清,四肢肌力 V 级,肌张力正常,病理征、脑膜刺激征均阴性。

入院后实验室及影像学检查

2020 年 8 月查肿瘤标志物基本正常。影像学检查提示双侧大脑半球多发性占位,较前明显增大增多。腰椎穿刺脑脊液压力为 130 mmH$_2$O。细胞学检查可见大量恶性肿瘤细胞,符合肺腺癌表现。免疫组化检查:CK(+)、TTF - 1(+)(彩图 25)。总体评价:颅外 SD,颅内 PD。脑脊液基因检测示:*EGFR E18 G719A* 突变,*EGFR E20 S768L* 突变。

入院后诊疗经过

2020 年 9 月 2 日给予贝伐珠单抗 1 000 mg 静脉滴注,第 1 天,同时继续口服阿法替尼,30 mg/d。2020 年 9 月 23 日对颅内病灶进行伽马刀治疗(5 枚病灶)。2020 年 9 月中旬停用阿法替尼,改服阿美替尼。9 月底出现听力下降,双腿酸痛(左腿为重),逐渐加重至不能行走,伴间歇性头晕、头痛,言语含糊,左侧口角麻木及歪斜。甘露醇脱水降颅内压后症状无明显改善。MRI 示:颅内多发性占位,腰 2~5 和骶 2~3

椎管内多发性结节,伴多处脊膜强化。疗效评价:PD。2020年10月至2021年3月给予培美曲塞930 mg静脉滴注,第1天＋顺铂130 mg静脉滴注,第1天＋卡瑞利珠单抗200 mg静脉滴注,第1天,每3周重复1次±贝伐珠单抗1000 mg,第1天,每3周重复1次,共6次,间歇性头晕、头痛、听力减退等症状均逐渐好转,可独自行走、正确对答。2021年4月复查CT示左肺上叶占位与2021年3月时大致相仿;MRI示颅内病灶与前相仿,其余未见明显新发病灶。脑脊液中仍见较多恶性肿瘤细胞,数量有所减少。疗效评价:SD。2021年4月28日停用顺铂进行维持治疗1次。5月起患者自觉头晕、头痛再次明显加重,步态不稳,偶有尿失禁、意识不清。全身CT、B超和脑脊液细胞学检查结果均与前大致相仿,评估颅内病情控制不佳。2021年6月3日更换方案为卡瑞利珠单抗200 mg,第1天,每3周重复1次＋安罗替尼12 mg,1次/日,症状仍逐渐加重,后停止抗肿瘤治疗。

◈ 4.2　临床特征归纳

（1）患者,男,67岁起病。

（2）初始症状为左侧面部麻木。

（3）影像学检查发现左上肺占位和脑实质多发性占位及骨转移。

（4）肺穿刺活检病理报告示低分化腺癌。基因检测示:*EGFR E18 G719A*突变。

（5）阿法替尼30 mg/d一线治疗,最佳疗效为PR,PFS

为 15 个月。

（6）阿法替尼治疗过程中 MRI 检查发现脑转移灶增大增多，椎管内多发性结节，脊膜明显强化，脑脊液检查见大量肿瘤细胞。

（7）脑脊液中除检测到原有的 *G719A* 突变，还发现 *EGFR E20 S768L* 突变。

（8）化疗＋免疫治疗＋抗血管治疗（培美曲塞＋顺铂＋卡瑞利珠单抗＋贝伐珠单抗）后，神经根受损症状逐渐好转，疾病缓解持续时间（duration of response，DOR）超过半年。

◈ 4.3 诊疗经过讨论

● 患者为老年男性，初诊时即为肺癌脑转移，且基因检查结果为 *EGFR* 罕见突变（*E18 G719A*），一线治疗应选择何种靶向药物？

EGFR 基因 18 外显子突变在所有 *EGFR* 突变中占 3%～4%，其中 *G719A* 最为常见（48.9%），目前的观点认为 18 外显子 *G719X*（X 可为 S、A、C、D）突变亦为敏感突变，可以从 EGFR - TKI 治疗中获益。研究显示，使用一代 EGFR - TKI 治疗的客观缓解率（objective response rate，ORR）约 35%，二代靶向药阿法替尼的 ORR 约 75%，三代药物的有效率约 50%[1]。美国国家综合癌症网络（NCCN）发布的 2022 版非小细胞肺癌（NSCLC）临床实践指南[2]，首次将 *EGFR S768I*、*L861Q*、*G719X* 突变人群治疗单独列出进

行指南推荐，对 *EGFR G719X* 突变的 NSCLC 患者共列出包含了一代、二代及三代共 5 种靶向药物，分别为阿法替尼、奥希替尼、厄洛替尼、吉非替尼和达可替尼，其中，阿法替尼和奥希替尼为优先推荐的治疗药物。一项大规模回顾性研究分析了阿法替尼治疗 693 例 *EGFR* 罕见突变患者的疗效，110 例主要的非常见突变（*G719X*、*S768I*、*L861Q*）患者的 ORR 为 60%，PFS 为 10.8 个月；35 例共突变为主的非常见突变患者的 ORR 为 77%，PFS 为 14.7 个月[3]。

● *EGFR* 突变患者在靶向药物治疗期间发生脑膜转移，后续治疗如何选择？

虽然目前治疗肺癌的新药不断出现，但肺癌脑膜转移的预后仍然欠佳。*EGFR* 突变的患者靶向药物耐药后的药物选择更加局限。驱动基因突变阴性的 NSCLC 患者，无论 PD-L1 阳性还是阴性，免疫检查点抑制剂（ICI）都是一线治疗选择。而驱动基因突变阳性的患者，一或二代 TKI 药物耐药且 *T790M* 突变阴性及三代药物耐药的患者，含铂双药化疗是标准的治疗选择，但疗效有限。

ICI 治疗驱动基因阳性的 NSCLC 患者的疗效仍在探索中。IMpower150 研究[4] 的亚组分析显示，Atezolizumab（PD-L1 单抗）加贝伐珠单抗和化疗能改善 EGFR-TKI 治疗后 NSCLC 患者的总生存率，但亚组患者的病例数量较少（35 例）。ORIENT-31 研究[5] 是一项Ⅲ期、双盲、随机对照研究，结果显示，信迪利单抗联合贝伐珠单抗及化疗的 PFS 获益显著优于单独化疗，中位 PFS 从 4.3 个月延长至 6.9 个月,疾病进展风险显著下降54％,PFS的生存曲线很快分离,提示在治疗的早期就能获益。该研究复现了IMpower150研究中EGFR突变患者的亚组分析结果,初步证实了抗血管生成药物联合免疫治疗和化疗可以给患者带来相应的获益。

● PD-1单抗类免疫治疗药物在脑或脑膜转移患者中的疗效如何?

帕博利珠单抗的一项Ⅱ期研究允许伴有脑转移的NSCLC或恶性黑色素瘤患者入组,结果发现帕博利珠单抗对颅内病灶的有效率接近30％,并且起效时间迅速(中位时间<2个月)[6]。一项纳武利尤单抗后线治疗NSCLC脑转移患者的真实世界研究(real-world study,RWS)共纳入了1 588例NSCLC患者,其中409例患者在基线时就有脑转移,占全部病例的26％。结果显示,脑转移患者的ORR为17％,疾病控制率(disease control rate,DCR)为39％,其中有4例达到完全缓解(complete remission,CR)。脑转移患者的疗效与总体人群的疗效基本接近(总体人群ORR为18％,DCR为44％)[7]。还有一些小样本的回顾性研究[8]表明,ICI可能在治疗脑膜转移癌方面发挥了作用。因此,ICI类药物可以作为脑膜转移癌的治疗选择。

本例EGFR突变(非常见)伴脑转移的NSCLC患者,在二代靶向药治疗期间发生脑膜转移,脑脊液基因检测未发现EGFR T790M突变,使用化疗＋PD-1单抗＋抗血管生成药物治疗,疾病缓解持续时间达到7个月。

◈ 4.4　专家点评

脑膜转移是晚期肺癌的常见现象,通常表现为头痛、恶心、呕吐,也可有视力和听力障碍,或者其他神经系统症状。本例在脑实质病灶进展时,并没有这些症状,但在进行腰椎穿刺检查脑脊液时发现存在癌细胞,此时脑脊液压力也在正常范围。虽然调整了治疗药物,但在 1 个多月后,还是出现了明显的神经系统症状。本中心在临床实践中已经发现了几例患者没有明显的神经系统症状但在脑脊液检查时找到了肿瘤细胞,因此,神经系统症状并不是诊断脑膜转移癌的必要条件,虽然绝大多数的脑膜转移癌在诊断时具有比较明显的神经系统症状。在肿瘤治疗过程中发生脑实质转移的患者,如果不能用脑实质转移灶解释神经系统症状,或者药物不能控制脑转移灶时,都需要考虑脑膜转移的可能性,此时腰椎穿刺脑脊液检查就是必需的检查手段,往往可以较早地诊断脑膜转移癌,从而为后续制订恰当的治疗方案争取时间。

EGFR 突变(包括少见突变)的肺癌患者,经 TKI 治疗后继发耐药,如果没有发现 T790M 突变或者其他具有相应靶向药物的新突变,一般不建议继续使用靶向药物,而应该及时调整为以化疗为基础的方案,可以联合抗血管生成药物或者 ICI。本例在 TKI 耐药后加用抗血管生成药物,没有临床获益,而且很快出现明显的神经系统症状,后来更改为以化疗为基础的治疗方案,PFS 超过半年,因而为这类患者的治疗提供了经验。

（作者：季笑宇　　点评：梁晓华）

参考文献

［1］ CASTELLANOS E，FELD E，HORN L. The predictive value of mutation subtype in EGFR-mutated non-small cell lung cancer［J］. J Thorac Oncol，2017，12(4)：612－623.

［2］ ETTINGER D S. Non-small cell lung cancer，version 3. 2022，NCCN clinical practice guidelines in oncology［J］. J Natl Compr Canc Netw，2022，20(5)：497－530.

［3］ YANG J C. Afatinib for the treatment of NSCLC harboring uncommon EGFR mutations：a database of 693 cases［J］. J Thorac Oncol，2020，15(5)：803－815.

［4］ RECK M. Atezolizumab plus bevacizumab and chemotherapy in non-small-cell lung cancer（IMpower150）：key subgroup analyses of patients with EGFR mutations or baseline liver metastases in a randomised，open-label phase 3 trial［J］. Lancet Respir Med，2019，7(5)：387－401.

［5］ LU S. Sintilimab plus bevacizumab biosimilar IBI305 and chemotherapy for patients with EGFR-mutated non-squamous non-small-cell lung cancer who progressed on EGFR tyrosine-kinase inhibitor therapy（ORIENT-31）：first interim results from a randomised，double-blind，multicentre，phase 3 trial［J］. Lancet Oncol，2022，23(9)：1167－1179.

［6］ GOLDBERG S B. Pembrolizumab for management of patients with NSCLC and brain metastases：long-term results and biomarker analysis from a non-randomised，open-label，phase 2 trial［J］. Lancet Oncol，2020，21(5)：655－663.

［7］ CRINÒ L. Nivolumab and brain metastases in patients with advanced non-squamous non-small cell lung cancer［J］. Lung Cancer，2019，129：35－40.

［8］ ZHENG M M. Clinical outcomes of non-small cell lung cancer patients with leptomeningeal metastases after immune checkpoint inhibitor treatments［J］. Eur J Cancer，2021，150：23－30.

5 脑脊液液体活检使肺癌脑膜转移后线治疗柳暗花明

5.1 病历摘要

基本病史

患者,女,55岁,因"左肺肺癌术后5年余,头晕伴听力下降7个月"于2021年9月18日入院。2015年11月患者于外院胸外科接受"左肺腺癌根治手术"。术后病理报告示:(左肺)腺癌,$2\,cm \times 1.5\,cm \times 1.5\,cm$,左肺门淋巴结1/3见癌转移,脉管内见癌栓。术后诊断:(左肺)腺癌,$T_{1b}N_1M_0$,ⅡA期。ddPCR基因检测:*EGFR*、*ALK*、*ROS1*、*MET*、*Kras*均为野生型。2016年7月复查发现左肺新发结节(直径1.2cm),给予一线培美曲塞+卡铂化疗×4周期,疗效评价为SD,培美曲塞维持至2017年4月。2017年7月左肺结节增大至直径1.8cm,给予二线多西他赛化疗×4周期至2017年10月,出现重度骨髓抑制,疗效评价为SD。2018年10月起左肺结节缓慢增大至直径2.2cm。2019年4月改紫杉醇白蛋白结合型加特瑞普利单抗×6周期,疗效评价为SD,特瑞普利单抗维持至2019年11月26日。2019年12月肺部病灶再次增大,至直径 2 cm,肺穿刺病理组织 NGS 检测示:*HER2* 突变,四线给予口服吡咯替尼 400 mg/d 至 2021 年 9 月,其间肺结节缩小至直径 1.2 cm,疗效评价为 PR。2021 年 6 月出现头晕,逐渐加重,头颅 MRI 检查示软脑膜增厚,6 月 15 日外院 PET/CT 检查示左侧残肺灶性肿瘤活性,加用贝伐珠单抗 400 mg/3 周×4 周期至 2021 年 9 月 1 日,头痛、头晕症状仍逐渐加重,步态不稳,听力下降,无恶心、呕吐,使用甘露醇后头痛缓解。

入院体格检查

ECOG PS 2 分,轮椅推入院,神清,口角歪斜,视力正常,双瞳孔正常大小、对光反射灵敏,双耳听力下降,颈项强直,双肺未闻及干、湿啰音。双下肢肌力Ⅳ级,病理征阴性。

入院后实验室及影像学检查

2021 年 9 月 18 日行腰椎穿刺检查示:脑脊液压力 240 mmH$_2$O;脑脊液色微黄、微浑;脑脊液白细胞计数 $3×10^6$/L,蛋白质 440 mg/L,葡萄糖 1.5 mmol/L,氯化物 112 mmol/L,CA72-4 125.5 U/mL,NSE 21.6 ng/mL。脑脊液中找到大量肿瘤细胞,符合转移性腺癌;脑脊液液体活检 NGS 检测发现 *EGFR 19del*(丰度:29.44%),*RICTOR* 拷贝增加(拷贝数:3.45),*PIK3CA* 突变(丰度:51.17%)。2021 年 9 月 22 日脑 MRI 示:脑膜强化较明显,枕大池和侧脑室扩大(图 5-1)。

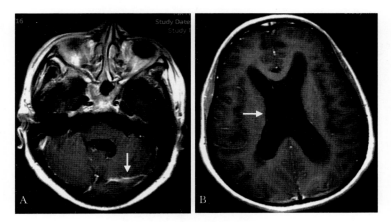

图 5-1 肺腺癌脑膜转移

A. 头颅 MRI 见脑膜强化较明显;B. 枕大池和侧脑室扩大。

——入院后诊疗经过——

2021 年 9 月 27 日五线给予奥希替尼 160 mg/d＋贝伐珠单抗 350 mg,每 3 周重复 1 次,治疗 3 个周期。治疗 7 天后停用甘露醇,患者声嘶、头痛、头晕症状改善,能独自行走。2021 年 12 月 21 日查脑脊液压力 160 mmH$_2$O,脑脊液无色、清,白细胞计数 1×10^6/L,蛋白质 310 mg/L,葡萄糖 3.1 mmol/L,氯化物 122 mmol/L, CA72-4 57.3 U/mL, NSE 15.4 ng/mL,脑脊液中肿瘤细胞数量减少。2021 年 12 月 21 日脑 MRI 示:左侧小脑天幕与部分软脑膜强化较明显,脑积水改变,与 2021 年 9 月的检查结果大致相仿。疗效评价:SD。电话随访死亡时间为 2022 年 5 月。

◆ 5.2 临床特征归纳

（1）患者，女，49 岁时行左肺腺癌根治术，ⅡA 期。

（2）术后 5 年左肺转移，头晕伴听力下降 7 个月。

（3）腰椎穿刺脑脊液中找到腺癌细胞确诊脑膜转移，脑 MRI 示软脑膜有强化。

（4）在前期化疗、化疗＋PD-1 单抗、吡咯替尼等治疗均失败后，再次腰椎穿刺，脑脊液 NGS 检测发现 *EGFR 19del*，改用奥希替尼联合贝伐珠单抗治疗后，神经系统症状明显改善，脑脊液及影像学检查均有好转，末线治疗的 OS 达 8 个月。

◆ 5.3 诊疗经过讨论

肺癌脑膜转移是肺癌晚期的一种严重并发症，其生存率通常很低。尽管现有的治疗手段（如手术、放疗和化疗等）可以缓解症状，但是这些治疗手段的疗效并不理想，肺癌脑膜转移的治疗仍然是一个难题。近年来，液体活检成了一种研究肺癌脑膜转移的新方法，它可以检测到脑脊液中的癌细胞、DNA、RNA 等分子，并为肺癌脑膜转移的早期诊断、疾病监测、治疗预测提供一种新的途径[1]。

肺癌脑膜转移的液体活检主要包括脑脊液液体活检和血液液体活检两种方法[2,3]。相比于血液液体活检，脑脊液液体活检有着更高的检出率、敏感性和特异性[4]。一些研究表明，与外周血相比，脑脊液液体活检可以检测到更多的

EGFR 基因突变、*ALK* 基因重排和 *ROS1* 基因重排。在这些患者中,液体活检结果可以指导靶向治疗的选择,并提高脑膜转移患者的生存率[5,6]。

但是,脑脊液液体活检还需要解决样本质量、稳定性和富集等问题。液体活检样本中的肿瘤 DNA、RNA 和蛋白标志物含量极低,样本质量和稳定性问题可能会导致假阴性或假阳性结果[7]。为了提高样本的富集和分析,研究人员正在尝试开发新的富集和分离技术,例如磁性珠分离和微流控芯片技术[8]。这些新技术可以提高样本的富集效率和检测灵敏度,从而更好地检测脑膜转移。

总之,液体活检是一种快速、无创和可重复的检测肺癌脑膜转移的方法,尤其是脑脊液液体活检具有更高的检出率和特异性。随着技术的不断发展和完善,液体活检将成为肺癌脑膜转移诊断、治疗和预后评估的重要工具。

◈ 5.4　专家点评

本例患者肺腺癌ⅡA 期术后病理组织于 2015 年时曾经用 ddPCR 方法检测,未发现肺癌常见驱动基因突变,肺部肿瘤复发后按驱动基因阴性肺癌一线含铂双药化疗、二线化疗、三线化疗＋PD-1 单抗免疫治疗取得的最佳疗效均只是 SD;2019 年复发肺内肿块穿刺活检组织 NGS 检测发现 *HER2* 突变后采用了抗 *HER2* 突变的靶向治疗,最佳疗效为 PR,且 PFS 近 18 个月,表明肺腺癌患者即使初始组织标本未能发现驱动基因突变,复发后再进行活检基因检测可能会给患者带来新的靶向治疗机会。

　　尤其值得借鉴的是,本例患者在发生脑膜转移时,已经历了四线治疗,治疗似乎走入了绝境,且伴有高颅内压,甚至脑积水,预后极差。使患者绝处逢生的是脑脊液液体活检,高质量的 NGS 检测发现了 *EGFR 19del* 突变(丰度:29.44%),后续奥希替尼治疗有效也说明检测的指导意义十分重大。事实上,多线治疗失败后驱动基因阴性的肺癌脑膜转移,当动态 NGS 检测包括脑脊液液体活检也未发现有意义的突变时,也可以尝试 EGFR - TKI 治疗,为患者赢取一线生机。

(作者:林浩　点评:周鑫莉)

参考文献

[1] LI Y S, JIANG B Y, YANG J J, et al. Unique genetic profiles from cerebrospinal fluid cell-free DNA in leptomeningeal metastases of EGFR-mutant non-small-cell lung cancer: a new medium of liquid biopsy [J]. Ann Oncol, 2018, 29(4): 945 - 952.

[2] DE MATTOS-ARRUDA L, MAYOR R, NG C K Y, et al. Cerebrospinal fluid-derived circulating tumour DNA better represents the genomic alterations of brain tumours than plasma [J]. Nat Commun, 2015, 6: 8839.

[3] SIRAVEGNA G, GEUNA E, MUSSOLIN B, et al. Genotyping tumour DNA in cerebrospinal fluid and plasma of a HER2-positive breast cancer patient with brain metastases [J]. ESMO Open, 2017, 2(4): e000253.

[4] MOK T S, WU Y L, LEE J S, et al. Detection and dynamic changes of EGFR mutations from circulating tumor DNA as a predictor of

survival outcomes in NSCLC patients treated with first-line intercalated erlotinib and chemotherapy [J]. Clin Cancer Res，2015，21(14)：3196 - 3203.

[5] Naidoo J，Sima CS，Rodriguez K，et al. Epidermal growth factor receptor exon 20 insertions in advanced lung adenocarcinomas：clinical outcomes and response to erlotinib [J]. Cancer，2015，121(18)：3212 - 3220.

[6] PENTSOVA E I，SHAH R H，TANG J，et al. Evaluating cancer of the central nervous system through next-generation sequencing of cerebrospinal fluid [J]. J Clin Oncol，2016，34(20)：2404 - 2415.

[7] SIRAVEGNA G，MARSONI S，SIENA S，et al. Integrating liquid biopsies into the management of cancer [J]. Nat Rev Clin Oncol，2017，14(9)：531 - 548.

[8] DE MATTOS-ARRUDA L，CORTES J，SANTARPIA L，et al. Circulating tumour cells and cell-free DNA as tools for managing breast cancer [J]. Nat Rev Clin Oncol，2013，10(7)：377 - 389.

6 埃克替尼联合贝伐珠单抗治疗肺癌脑膜转移

◈ 6.1 病历摘要

——基本病史——

患者，男，66岁，因"确诊肺癌9个月，头痛2个月"于2019年3月21日入院。患者2018年6月无明显诱因出现干咳，伴后背部酸痛。2018年6月28日外院PET/CT检查示：右肺下叶结节（35 mm×21 mm，SUVmax 13.4）；右肺门淋巴结转移（13 mm×12 mm，SUVmax 8.4）；全身多发性骨转移（左侧坐骨和骶骨、腰1椎体、左侧第10肋骨、胸7椎体、胸骨、右侧股骨、颈3椎体见骨质密度减低，骨质破坏，SUVmax 15.9）。2018年7月4日行右下肺前基底段EBUS-GS活检，病理提示腺癌，免疫组化中见个别肿瘤细胞向鳞癌分化，提示腺鳞癌可能；免疫组化示：TTF-1（+），Napsin-A（+），Ki67（5%+）。基因检测示：*EGFR 19del* 突变，*ALK*、*ROS1*、*BRAF* 野生型。2018年7月5日和26日行贝伐珠单抗＋培美曲塞＋奈达铂方案治疗2周期，同时给予伊班膦酸。2次治疗后背部疼痛好转，自行停止后续化疗，且未行靶向治疗,仅服用中药治疗。2019年1月患者出现间断性头痛,未给予重视,3月出现视物模糊伴间断性失明,仍有头痛,伴走路不稳、双耳听力下降,并有一过性意识障碍,无恶心、呕吐、视物旋转、味觉减退等不适。

——入院体格检查——

ECOG 2分,NRS 2分,坐轮椅入院,神清,查体配合不佳,双耳听力下降,双侧瞳孔正大等圆,右眼对光反射迟钝,左眼对光反射灵敏,全身浅表淋巴结未触及异常肿大,双肺呼吸音清,四肢肌力正常,脑膜刺激征阳性(颈部稍有抵抗感)。

——入院后实验室及影像学检查——

PET/CT(彩图1A、B)示:右下肺肿块(23 mm×18 mm,SUVmax5.4)、右肺门淋巴结(8 mm×9 mm,SUVmax2.7)、右侧肱骨、左侧第10肋骨及胸7椎体FDG代谢异常增高,脑积水表现,小脑幕及小脑皮质FDG代谢轻度弥漫性增高。头颅MRI示:右额叶片状异常信号;全脊柱MRI示:多发性椎体破坏,考虑转移瘤。血清肿瘤标志物检测:CEA 64.04 ng/mL,CA125 44.56 U/mL。腰椎穿刺提示:脑脊液压力72 mmH$_2$O,脑脊液中找见肿瘤细胞。脑脊液基因检测示:*EGFR 19del*突变,无*T790M*突变。诊断为:右肺肺癌,cT$_1$N$_1$M$_1$(脑、骨、脑膜),IV期,*EGFR 19del*突变。

——入院后诊疗经过——

2019 年 3 月 28 日至 2021 年 3 月 16 日给予抗血管生成药物＋靶向药物治疗:埃克替尼 125 mg tid＋贝伐珠单抗1 000 mg,第 1 天,每 3 周重复 1 次,同时给予唑来膦酸。治疗后患者头痛、视物模糊、听力下降略有好转,逐渐可独立行走。2019 年 7 月复查胸腹部 CT、头颅 MRI 示:右肺病灶、右肺门淋巴结、颅内病灶与前相仿;肿瘤标志物:CEA15.37 ng/mL, CA125 9.29 U/mL;腰椎穿刺检查示:脑脊液压力 150 mmH$_2$O,可见少量异型细胞。活动能力较前改善,疗效评价为 SD。2019 年 11 月复查胸腹部 CT、头颅及椎体MRI 示:右肺病灶、右肺门淋巴结、颅内病灶、椎体病灶较前相仿;肿瘤标志物:CEA 10.44 ng/mL, CA125 10.2 U/mL;腰椎穿刺检查示:脑脊液压力 130 mmH$_2$O,未找见肿瘤细胞。头痛明显缓解,活动能力较前改善,疗效评价为 SD。2020 年 7 月 15 日复查头颅 MRI、胸腹盆腔 CT、B 超、腰椎穿刺及肿瘤标志物检查提示:颅内未见明显异常强化灶,肺内病灶较前相仿;肿瘤标志物 CEA 8.8 ng/mL, CA1259.47 U/mL;脑脊液压力 155 mmH$_2$O,见少量异型细胞。疗效评价为 SD。后患者因个人原因未定期复查。2021 年 3 月出现头痛伴恶心,双眼视力明显下降(仅有光感);复查肿瘤标志物:CEA 17.58 ng/mL 较前升高,CA125 10.07 U/mL;骨扫描提示:全身骨转移(右侧肱骨、左侧第 10 后肋、胸骨、第7 胸椎);肺部病灶与前相仿,头颅 MR 增强未见明显脑内转移征象;腰椎穿刺检查提示:脑脊液压力 200 mmH$_2$O,细胞学检查可见较多恶性肿瘤细胞,脑脊液基因检测提示 *EGFR*

$T790M$ 突变,评估病情为 PD。2021 年 3 月 16 日调整方案,给予口服奥希替尼 80 mg/d,治疗后视力略有改善,头痛缓解。2022 年 12 月复查胸腹盆腔 CT(彩图 26C)、头颅 MR、脊柱 MRI 提示病情稳定;肿瘤标志物 CEA 3.24 ng/mL,CA125 9.73 U/mL;继续口服奥希替尼 80 mg/d。末次随访时间 2023 年 3 月,患者视力及听力下降同前,无明显头痛。

6.2　临床特征归纳

（1）患者,男,66 岁。

（2）确诊肺癌 9 个月,头痛 2 个月。

（3）脑脊液中找到癌细胞。

（4）一代 TKI 联合贝伐珠单抗治疗,PFS 24 个月,进展后更换三代 TKI,治疗 24 个月仍未进展,脑膜转移后总生存时间达到 48 个月。

6.3　诊治经过讨论

肺癌患者病程中 10%～50% 会发生脑转移,NSCLC 中,驱动基因突变阳性者比阴性者脑转移的发生率更高(31.4% vs 19.7%)。NSCLC 中脑膜转移的发生率约 3.4%,在驱动基因突变阳性的 NSCLC 患者中脑膜转移发生率更高(9.4%),其原因可能是 TKI 治疗带来的生存期的延长及 EGFR - TKI 的血脑屏障通透性较低。脑膜转移者预后差,治疗后中位生存时间为 3.6～11 个月。数个回顾性研究报道中,驱动基因突变的 NSCLC 脑膜转移患者接受 TKI 治疗后中位生存时间 10~17 个月[1]。

对于 *EGFR* 驱动基因突变阳性的晚期 NSCLC,多个临床研究证实了一线使用一代 EGFR‐TKI(如吉非替尼、厄洛替尼、埃克替尼)和二代 EGFR‐TKI(如阿法替尼),相较于化疗可显著改善 PFS,且不良反应发生率低于化疗。LUX‐Lung7、ARCHER 1050 研究则显示了二代 EGFR‐TKI 阿法替尼、达可替尼优于一代 TKI,但不良反应也显著增加。FLAURA[2]研究对比了三代 EGFR‐TKI 奥希替尼与一代 TKI 一线治疗 *EGFR* 突变阳性晚期 NSCLC 的疗效和安全性,提示奥希替尼显著延长了 PFS(18.9 个月 *vs* 10.2 个月)和 OS(38.6 个月 *vs* 31.8 个月)。对于脑转移患者,多个临床研究提示 EGFR‐TKI 有较好的疗效,在 FLAURA 研究的脑转移亚组中,奥希替尼对比一代 TKI 显示出更优的疗效(PFS 分别为 15.2 个月 *vs* 9.6 个月)。而对于 *EGFR* 突变阳性的脑膜转移患者,TKI 治疗的研究缺乏,仅有少数回顾性分析及病例报道,相较于一代、二代 EGFR‐TKI,三代的奥希替尼被认为有较高的血脑屏障渗透率[3]。在联合用药方面,临床前研究表明,同时抑制 EGFR 和 VEGF/VEGFR 通路可以产生抗肿瘤活性的协同效应。贝伐珠单抗是一种抗血管内皮生长因子的单克隆抗体,JO25567 研究及我国人群的 CTONG1509[4]研究显示了贝伐珠单抗联合一代 TKI 厄洛替尼对比单药厄洛替尼,能显著延长晚期 NSCLC 患者的 PFS。对于脑转移患者,有回顾性研究分析提示,EGFR‐TKI 联合贝伐珠单抗对比单药 EGFR‐TKI 能显著提高颅内控制率（ORR 66.1% *vs* 41.6%），iPFS 及总 OS 都显著延长[5]。但这些研究都排除了脑膜转移患者。在中枢神经系统转移中，贝伐珠单抗的应用有可能通过增加血脑屏障的通透性，从而增加 EGFR - TKI 在颅内的药物浓度，进而加强对中枢神经系统转移的控制。但 EGFR-TKI 联合抗血管生成治疗在脑膜转移患者中的研究是缺乏的，少数病例报道显示出潜在的获益[6]。三代的奥希替尼被认为有较高的血脑屏障渗透率，作为一线治疗的适应证在我国于 2019 年 9 月获批，本例患者当时的治疗选择有限，给予了一代 TKI 联合抗血管生成药物的治疗方案，患者神经功能症状得到明显改善，获得了接近 24 个月的 PFS，疗效显著，且总体不良反应可耐受。

EGFR - TKI 耐药后再次活检基因检测提示耐药突变为 *T790M* 者约 50%，AURA 系列研究表明了奥希替尼在 *EGFR T790M* 突变的转移性 NSCLC 二线治疗的获益，其中 22 例 *T790M* 突变的脑膜转移患者，奥希替尼治疗的 ORR 为 55%，中位 PFS 11.1 个月，中位 OS 达 18.8 个月。本例患者在一线治疗进展后，再次脑脊液基因检测提示 *EGFR T790M* 突变，二线给予了奥希替尼靶向治疗，再次获得临床症状的改善，有效时间维持了 24 个月，PFS 尚未达到。

◈ 6.4 专家点评

本例患者初诊时即为驱动基因突变的多处转移的晚期转移性肺癌，一线治疗使用贝伐珠单抗联合化疗 2 个疗程后即改用中医治疗，一直未使用靶向药物治疗，其中的原因不得而知。在 2 个疗程一线治疗停止后 8 个月即出现了脑膜转移,伴有多种严重的神经系统症状,通过脑脊液细胞学检查确诊肺腺癌脑膜转移,而且驱动基因突变仍然为 *EGFR 19 del*。一代 TKI 埃克替尼联合贝伐珠单抗取得了较好的疗效,症状很快减轻,而且维持了 24 个月,这是一个相当不错的结果。后续进展后再次脑脊液基因检测发现存在 *T790M* 突变,换用三代 TKI 奥希替尼后症状又获得了改善并且已经稳定了 24 个月以上。

从本例的治疗经过可以总结出一些经验教训:首先,驱动基因突变的肺癌一线治疗应该尽可能选择 TKI 药物,具有疗效好、不良反应少、使用方便的优点,而且这些药物基本已进入医保,经济负担也不重,因此要尽量劝说患者使用这些已被证明有效率较高的治疗方法。其次,一代 TKI 联合抗血管生成药物的"A+T"模式已经得到多个研究的支持。虽然这些研究几乎都没有纳入脑膜转移患者,但是临床实践经验证明这种联合治疗方法是可取的。当然,目前三代 TKI 也已经进入医保,而且价格也已大幅度下降,因此三代 TKI 可以作为 *EGFR* 经典突变的肺癌脑膜转移的首选药物。在驱动基因突变为 *19del* 的情况下,三代 TKI 有没有必要联合贝伐珠单抗,目前还没有定论,但是由于三代 TKI 的高效性,在没有充分证据证明联合治疗更优的情况下,不建议三代 TKI 联合贝伐珠单抗。如果在三代 TKI 治疗过程中出现缓慢进展,可以试用联合贝伐珠单抗,也许可以延缓疾病进展。

(作者:罗幼君 点评:梁晓华)

参考文献

［1］OZCAN G，SINGH M，VREDENBURGH J J. Leptomeningeal metastasis from non-small cell lung cancer and current landscape of treatments ［J］. Clin Cancer Res，2023，29(1):11 - 29.

［2］RAMALINGAM S S，VANSTEENKISTE J，PLANCHARD D，et al. Overall survival with osimertinib in untreated，EGFR-mutated advanced NSCLC ［J］. N Engl J Med，2020，382(1):41 - 50.

［3］LI D，SONG Z，DONG B，et al. Advances in targeted therapy in non-small cell lung cancer with actionable mutations and leptomeningeal metastasis ［J］. J Clin Pharm Ther，2022，47(1):24 - 32.

［4］ZHOU Q，XU C R，CHENG Y，et al. Bevacizumab plus erlotinib in Chinese patients with untreated，EGFR-mutated，advanced NSCLC (ARTEMIS-CTONG1509): a multicenter phase 3 study ［J］. Cancer Cell，2021，39(9):1279 - 1291.

［5］JIANG T，ZHANG Y，LI X，et al. EGFR-TKIs plus bevacizumab demonstrated survival benefit than EGFR-TKIs alone in patients with EGFR-mutant NSCLC and multiple brain metastases ［J］. Eur J Cancer，2019，121:98 - 108.

［6］CHIBA S，AKIYAMA M，YAKUWA K，et al. Combination treatment with bevacizumab plus erlotinib for meningeal carcinomatosis of afatinib-resistant EGFR mutated lung cancer without T790M mutation: a case report ［J］. Ann Palliat Med，2022，11(8):2745 - 2750.

7 PARP 抑制剂治疗 卵巢癌脑膜转移

7.1 病历摘要

——基本病史——

患者,女,74 岁,因"卵巢癌综合治疗后 6 年,脑转移术后 1 个月"于 2021 年 1 月 19 日入院。患者 2014 年 11 月因腹胀就诊外院,PET/CT 提示肠系膜、大网膜、腹盆腔腹膜、子宫直肠陷窝及双侧卵巢多发性种植转移,双侧胸腔及腹盆腔积液。胸腔积液和腹水中均找见恶性肿瘤细胞,考虑卵巢来源。血清肿瘤标志物 CA125 2 539 IU/mL。诊断卵巢癌(胸腹腔转移)Ⅳ期,经紫杉醇联合卡铂化疗 1 次后,于 2014 年 12 月 2 日行"肿瘤减灭术"。术后病理示:双侧卵巢高级别浆液性癌,左侧输卵管、大网膜、结肠系膜、子宫直肠前壁及阑尾均可见癌组织。术后行依托泊苷联合顺铂腹腔化疗 4 次,以及多西他赛联合卡铂静脉化疗 6 次。化疗结束后 CA125 降至正常范围。后定期复查,病情稳定。2020 年 11 月患者出现头晕、头痛。PET - MRI 示:右侧枕叶占位性病变(3.7 cm×2.3 cm×3.2 cm,SUVmax 11.7),未见其他远处转移征象,考虑脑转移可能。于 12 月 16 日行"右侧后纵裂经楔前叶入路脑干旁肿瘤切除术",术后病理符合高级别浆液性癌转移,基因检测发现 *BRCA2* 基因 11 号外显子 p. Q1129 * 无义突变(胚系)。诊断:卵巢癌术后(胸膜腔、脑转移)Ⅳ期,*BRCA2* 突变。术后 2 周左右患者出现神志淡漠、嗜睡、刺激后无睁眼反应;CT 提示:术后改变,术区少量出血。给予加强脱水后神志恢复,可自主睁眼,后很快再次出现神志模糊,对声音刺激无反应,对疼痛刺激有反应,有时可自主睁眼,不能对答,吞咽困难,大小便失禁,予以留置鼻饲营养管和导尿管。

入院体格检查

　　ECOG 4 分,浅昏迷(对声音刺激无反应,对疼痛刺激有反应),留置导尿管及鼻饲管,查体不能配合,双侧瞳孔正常大小、对光反射灵敏,心肺听诊无异常,腹平软,双下肢无水肿。肌张力正常,左侧肢体肌力 0 级,右侧肢体肌力Ⅰ级。脑膜刺激征阴性。

入院后实验室及影像学检查

　　头颅 MRI 示:右顶枕颅脑术后,术区边缘出血信号,广泛软脑膜强化及右侧小脑直径 7.5 mm 的异常强化小结节,脑室系统及脑沟裂不同程度扩大(图 7 - 1)。腰椎穿刺脑脊液见恶性肿瘤细胞,符合卵巢癌脑膜转移表现。肿瘤标志物:CEA 5.80 ng/mL, CA125 45.50 IU/mL。血生化指标除轻度转氨酶增高(ALT 97 U/L, AST 35 U/L)外,余未见明显

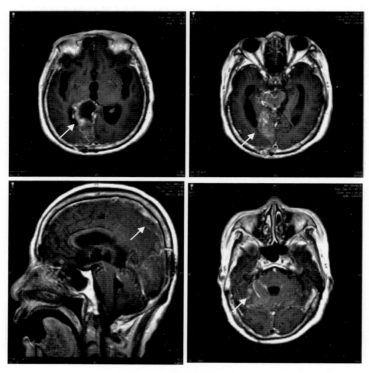

图 7-1 卵巢癌脑膜转移

头颅 MRI 见脑膜强化及小脑转移灶（T$_1$ 加权）。

异常。诊断：卵巢癌术后（胸膜腔、脑、脑膜转移）Ⅳ 期，*BRCA2* 突变。

—入院后诊疗经过—

2021 年 1 月 19 日开始给予鼻饲奥拉帕利 150 mg，2 次/日，后逐渐加量至 300 mg，2 次/日；2021 年 2 月 8 日患者家属开始自行加量至 450 mg，2 次/日，其间出现骨髓抑制（血红蛋白最低至 61 g/L，中性粒细胞计数最低至 1.25×10^9/L），无发热，给予暂停奥拉帕利、输血、升白细胞治疗后恢复。考虑奥拉帕利骨髓抑制不良反应，并初步评估患者影像学改善。2021 年 3 月 18 日开始更换为尼拉帕利 100 mg/d，并逐渐加量为 200 mg/d 至 2021 年 4 月 21 日，后出现骨关节痛及Ⅲ度骨髓抑制（中性粒细胞计数 0.97×10^9/L），经暂停尼拉帕利、升白细胞治疗后恢复，于 5 月 19 日改回奥拉帕利 300 mg，2 次/日，其间检测未出现明显骨髓抑制等不良反应。

在奥拉帕利治疗 2 个月后（2021 年 3 月下旬）患者由浅昏迷逐渐转为嗜睡，能简短对答，4 月初转为神志清晰，对答基本切题，吞咽功能略有恢复，可进流质，但仍不能自主排便，仍卧床，坐位不能，左侧肢体肌力Ⅱ级，右侧肢体肌力Ⅲ级。治疗 5 个月后患者吞咽功能基本恢复，可自主坐位，不能站立，大小便仍不能自主，左侧肢体肌力Ⅱ～Ⅲ级，右侧肢体肌力Ⅴ级。后患者症状持续稳定。

奥拉帕利治疗 1 个月后复查头颅 MRI 提示小脑转移灶消失，颅内脑膜转移灶强化减弱（图 7-2），治疗 3 个月复查 PET/CT 提示右侧脑室内软组织影、右侧脑室旁水肿伴 FDG 代谢欠均匀（未见明显 FDG 代谢异常增高），余全身未见复发转移灶。后每 2～7 个月不定期复查头颅 MRI，提示颅内病灶稳定，无新发病灶。

治疗 3 个月后行腰椎穿刺检查，脑脊液生化提示：蛋白质减少，葡萄糖降低，氯化物回升，脑脊液中仍可见肿瘤细胞（表 7-1）。血清肿瘤标志物 CA125 和 CEA 在治疗后逐渐下降至正常范围。

基线　　　　　1 个月　　　　4 个月　　　　18 个月

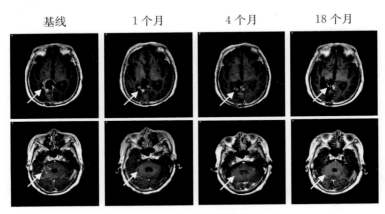

图 7-2　卵巢癌脑膜转移

PARP 抑制剂治疗后 MRI 显示脑膜强化减弱,小脑转移灶消失(T_1 加权)。

表 7-1　卵巢癌脑膜转移 PARP 抑制剂治疗前后脑脊液的变化

日期	颜色	透明度	白细胞计数($\times 10^6$/L)	葡萄糖(mmol/L)	氯化物(mmol/L)	蛋白质(mg/L)	肿瘤细胞
2021 年 1 月 28 日	微黄	微浑	8	7.9	98	1529	＋
2021 年 4 月 9 日	无色	清	2	4.6	119	420	＋

　　2022 年 12 月初,患者逐渐出现肌力减退、吞咽功能减退,肿瘤标志物 CA125 升高至 54.9 IU/mL,头颅 MR 提示脑室扩张,腰椎穿刺检查提示脑脊液中大量肿瘤细胞浸润。其间患者感染新型冠状病毒(轻型),出现高热,并发吸入性肺

炎,于 2022 年 12 月 28 日死亡。从诊断脑膜转移时起的生存时间为 23 个月。

7.2　临床特征归纳

（1）患者,女,74 岁。

（2）卵巢癌综合治疗后 6 年,脑转移灶术后 1 个月发生脑膜转移。

（3）ECOG 4 分。

（4）PARP 抑制剂单药治疗后神经系统症状明显改善,生活质量明显提高,脑膜转移后的生存期达到了 23 个月。

7.3　诊治经过讨论

卵巢癌是妇科肿瘤死亡的首位原因[1]。尽管大多数患者经过以铂类为基础的初始治疗后可获得较好的临床缓解,但仍有 70% 的患者在 2 年内复发。卵巢癌最常见的播散部位是腹盆腔,脑转移的发生率仅 2% 左右,多数发生在脑实质,脑膜转移非常罕见。在一项回顾性分析中,13 126 例卵巢癌患者中仅有 8 例出现脑膜转移(0.06%)[2]。发生脑膜转移后疾病进展快,预后差,不经治疗的患者中位生存期为 4～6 周。脑膜转移的治疗尚无共识,常见的治疗手段有:手术、全脑或局部放疗、系统化疗、分子靶向治疗及鞘内注射化疗。脑膜转移经治疗后多能缓解神经症状,某些情况下,可以延长生存期。

多腺苷二磷酸核糖聚合酶(poly ADP ribose polymerase, PARP)抑制剂的发展为卵巢癌的治疗带来巨大变化。PARP在 DNA 单链碱基切除、修复过程中发挥关键作用。PARP1识别并修复 DNA 单链断裂(single-strand breakage,SSB)损伤,PARP 抑制剂将 PARP1 结合并捕获在断裂的 DNA 上,引起 DNA 单链损伤积累,导致 DNA 双链断裂(double-strand breakage,DSB)增多。在正常细胞中,断裂的双链可以通过同源重组修复(homologous recombination repair, HRR),但在有同源重组修复缺陷(如 *BRCA1/2* 突变)的细胞中,DNA 损伤无法修复,从而形成"合成致死"效应,最终导致细胞死亡[3]。

PARP 抑制剂在卵巢癌的维持治疗及复发患者的治疗中展示出较好的疗效,但在卵巢癌脑转移中的治疗数据有限,仅有少数病例报道提示 PARP 抑制剂在卵巢癌脑转移中有一定的疗效,结合化疗、手术或放疗,其中位 PFS>12 个月。临床前研究提示,相较于其他 PARP 抑制剂,尼拉帕利能透过血脑屏障,因其有较高的生物膜通透性,能克服血脑屏障的外排机制(如 P - 糖蛋白),在颅内能维持较高的浓度[4]。PARP 抑制剂在脑膜转移治疗中的作用尚未有临床研究进行探索,仅有少数文献报道。

本例患者卵巢癌术后 6 年出现脑实质及脑膜转移,既往对铂类治疗敏感,全身治疗应首选含铂方案化疗,但患者 PS评分差,化疗风险较大,基因检测提示患者有致病性 *BRCA2* 突变,综合考虑后,给予 PARP 抑制剂治疗。

经过 PARP 抑制剂奥拉帕利治疗 2 个月后,患者神经系统症状明显改善,意识状态由浅昏迷逐渐转为神志清醒,生活质量得到了明显的改善,并且在后续更换为尼拉帕利期间,仍能持续缓解,最终获得了 23 个月的生存期。既往 PARP 抑制剂的临床研究数据显示,最常见的不良反应包括疲劳、胃肠道反应及血液学毒性,其不良反应以轻度或中度为主,其中 3～4 级不良反应以血液学不良反应(贫血占 5%～41.6%、血小板减少占 1%～34%、中性粒细胞减少占 4%～33.6%)等为主,且大部分不良反应可通过减量、对症治疗控制[5]。本例患者用药期间出现Ⅲ度骨髓抑制,对症治疗后好转,显示出良好的耐受性。有研究探索了影响脑膜转移癌预后的因素,提示:脑膜转移的发生时间距离患癌时间<1 年,年龄>50 岁,KPS 评分低,脑脊液细胞学治疗反应不良、脑脊液蛋白升高等是脑膜转移的不良预后因素[6]。但本例患者虽然高龄,KPS 评分低,且治疗后脑脊液细胞学未转阴,但仍取得了较为良好的疗效,显示 PARP 抑制剂在治疗卵巢癌中枢神经系统转移中有一定的潜力。

◈ 7.4　专家点评

卵巢癌脑膜转移罕见,预后极差。由于卵巢癌脑膜转移病例较为少见,因此几乎难以在这类患者中进行 PARP 抑制剂治疗的临床试验。本例具有 *BRCA* 突变的卵巢癌脑膜转移患者,使用 PARP 抑制剂单药治疗获得了临床症状的明显改善及较长的生存期,提示对于不能接受化疗的 *BRCA* 突变卵巢癌脑膜转移,PARP 抑制剂单药可能具有较好的疗效,对类似患者的临床治疗具有重要的参考价值。

(作者:罗幼君　点评:梁晓华)

参考文献

［1］ SIEGEL R L, MILLER K D, FUCHS H E, et al. Cancer statistics, 2022. CA Cancer J Clin, 2022,72(1):7-33.

［2］ MILLER E, DY I, HERZOG T. Leptomeningeal carcinomatosis from ovarian cancer［J］. Med Oncol, 2012,29(3):2010-201.

［3］ CONNOR M J O. Targeting the DNA damage response in cancer［J］. Mol Cell, 2015,4(60):547-560.

［4］ SUN K, MIKULE K, WANG Z, et al. A comparative pharmacokinetic study of PARP inhibitors demonstrates favorable properties for niraparib efficacy in preclinical tumor models［J］. Oncotarget, 2018,9 (98):37080-37096.

［5］ 孙北华,刘继红,谢幸,等. 卵巢癌 PARP 抑制剂临床应用指南(2022 版)［J］. 现代妇科学进展,2022,31(8),561-572.

［6］ OECHSLE K, LANGE-BROCK V, KRUELL A, et al. Prognostic factors and treatment options in patients with leptomeningeal metastases of different primary tumors: a retrospective analysis［J］. J Cancer Res Clin Oncol, 2010,136(11):1729-1735.

8 以面瘫为主要表现的 肺腺癌脑膜转移

◈ 8.1 病史摘要

——基本病史——

患者,男,55 岁,因"肺癌术后 2 年半,右侧面瘫 3 月余,左眼球活动受限 1 个月"于 2019 年 7 月 5 日入院。2017 年 1 月体检发现左肺占位性病变,PET/CT 示左肺及纵隔淋巴结占位性病变,余未见明显肿瘤累及。2017 年 2 月在外院行左肺癌根治术,术后病理报告示:浸润性腺癌(腺管型为主),肿瘤大小 3.0 cm×2.6 cm×2.5 cm,未见胸膜浸润,未见明确神经浸润,未见明确脉管内癌栓,切缘未见癌累及,淋巴结 4/11 见癌转移。基因检测提示:*EGFR*、*ALK*、*ROS1*、*BRAF*、*PIK3CA*、*KRAS* 均为野生型,故诊断"肺腺癌,$pT_{2a}N_2M_0$,ⅢA 期,驱动基因野生型"。术后辅助化疗 4 次(培美曲塞＋顺铂),末次化疗时间为 2017 年 6 月。化疗过程中无消化道不良反应及骨髓抑制等不适主诉。2019 年 3 月下旬患者无明显诱因出现右侧周围性面瘫,右耳听力下降,当地医院给予面部贴片治疗后症状未见改善。2019 年 6 月初患者出现四肢乏力(左侧明显),左侧眼睑下垂、眼球活动障碍,头痛,便秘,腰背痛。外院头颅 MRI 提示:两侧基底节区、半卵圆区小缺血灶,考虑脑供血不足,给予阿司匹林抗血小板,阿托伐他汀降脂,长春西汀改善微循环,症状无明显改善。

既往史及个人史

30 余年前因外伤行"脾脏切除术"。高血压病病史 10 余年;吸烟 20 余年,平均 10～20 支/日,已戒烟 2 年。

入院体格检查

ECOG PS 1 分,坐轮椅入院,神清,双侧锁骨上、腋下、腹股沟未触及肿大淋巴结;前胸壁可见陈旧性手术瘢痕,脑膜刺激征(颈项强直、克尼格征、布鲁津斯基征)阴性。神经系统查体主要阳性体征如下。

(1)脑神经:见表 8-1。

表 8-1 脑神经主要阳性体征

脑神经	阳性体征	左侧	右侧
Ⅲ	眼睑下垂	有	无
Ⅳ	眼球活动障碍 同侧偏斜	有 无	无 无
Ⅴ	瞳孔 直接对光反射	4 mm 迟钝	2.5 mm 正常
Ⅵ	感觉 角膜反射	正常 正常	不正常 消失

（续表）

脑神经	阳性体征	左侧	右侧
VII	眼裂	0 mm	8 mm
	鼻唇沟	正常	变浅
	口角	不对称	不对称
	闭目	正常	无力
	皱额	欠佳	欠佳
	鼓气	不正常	不正常
	露齿	不正常	不正常
	吹哨	正常	不正常
VIII	耳语	正常	降低

（2）运动与共济：关于肌力与关节的关系，这位患者为神经内科首诊，采用的是 MRC 分级法，包含有关节的活动，主要检测各个关节处的肌肉肌力。该患者的检查结果是：肩关节、肘关节、腕关节、指关节、髋关节、膝关节、踝关节、趾关节处的肌肉肌力，左侧均为Ⅳ级，右侧均为Ⅴ级。

（3）感觉：未见明显异常。

（4）反射：见表 8 - 2。

表 8 - 2 反射阳性体征

名称	左侧	右侧
肱二头肌反射	+++	-
肱三头肌反射	+++	-
巴宾斯基征	++	-
查克多征	+	-

──入院后实验室及影像学检查──

CEA 及 CA125 升高,PET/CT 未见肿瘤性病变,头颅 MR 增强未见明显肿瘤累及。2019 年 7 月 10 日腰椎穿刺检查:脑脊液压力 120 mmH$_2$O;脑脊液常规检查,淡黄色,白细胞计数 141×10^6/L、潘氏试验(4＋);脑脊液生化检查,蛋白 215 mg/L↑,脑脊液中见腺癌细胞,CK7(＋)(彩图 27),脑脊液 NGS 检出 cMET14 跳跃突变。颈胸腰椎 MRI 增强见胸椎脊膜明显线状异常强化;终丝马尾及扫描野脊膜线状强化(图 8-1)。故诊断为:肺腺癌,pT$_{2a}$N$_2$M$_0$,rT$_0$N$_0$M$_1$(脑膜),Ⅳ期ⅠA 型,cMET14 跳跃突变。

A

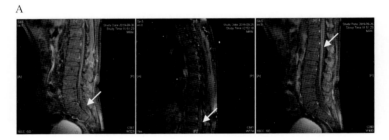

B

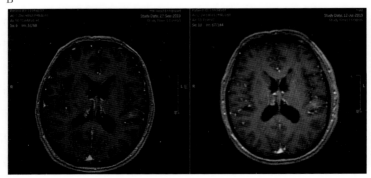

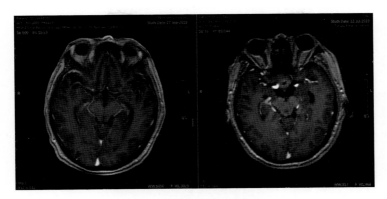

图 8-1 肺腺癌脑膜转移

A. 颈胸腰椎 MRI 增强：胸椎脊膜明显线状异常强化；终丝马尾及扫描野脊膜线状强化。B. 头颅 MRI 增强未见明显异常。

——入院后诊疗经过——

经甘露醇降颅内压，地塞米松脱水，德巴金预防癫痫，双氯芬酸钠止痛后，患者症状好转。2019 年 7 月 20 日、8 月 13 日给予贝伐珠单抗 1 000 mg 静脉滴注，第 1 天＋培美曲塞 900 mg 静脉滴注，第 1 天＋顺铂 135 mg 静脉滴注，第 1 天，每 3 周重复 1 次。治疗期间血压明显升高，给予贝那普利、硝苯地平降压治疗后血压下降至 130/80 mmHg，无明显骨髓抑制。患者仍存在面瘫、眼球活动受限、乏力、头痛，逐渐出现言语含糊、步态不稳、视物模糊、饮水呛咳、咳嗽，痰不易咳出。2019 年 9 月 28 日影像学检查提示左上腹腔新增多发性肿块(图 8-2)，脊膜强化同前。评估病情为 PD。9 月 29 日起给予贝伐珠单抗 1 000 mg 静脉滴注，第 1 天，每 3 周重复 1 次＋克唑替尼 250 mg，口服，bid。患者同时存在肺内感染，给予抗感染、雾化吸入、护胃治疗,于 2019 年 11 月 1 日去世。总生存期 33 个月,脑膜转移后生存期 3.6 个月。

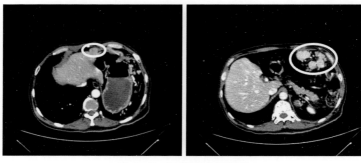

图 8-2 肺腺癌脑膜转移

腹部增强 CT 示:左上腹腔新增多发性肿块,评估病情为 PD。

8.2 临床特征归纳

(1)患者,男,55 岁。肺癌术后 2 年多出现右侧面瘫,随后逐渐出现其他多个脑神经和脑膜、脊髓及脊神经根受损症状,4 个月后通过脑脊液检查发现肿瘤细胞,诊断为肺癌脑膜转移。

(2)肺腺癌术后组织标本检测驱动基因均为野生型。

(3)全脊椎 MRI 表现为脊膜线状强化,伴有明显神经系统症状,属于脑膜转移 IA 型。

(4)脑脊液 NGS 检测发现 cMET14 跳跃突变,化疗联合贝伐珠单抗一线治疗无效,二线治疗调整为贝伐珠单抗联合克唑替尼,仍然无效。

◈ 8.3 诊疗经过讨论

本例患者 2019 年 3 月起因周围性面瘫在外院多次就诊，均未能明确诊断，历经 4 个月才在我院通过脑脊液细胞学检查最终诊断为肺癌脑膜转移。

脑膜转移癌因临床表现复杂多样且缺乏典型的症状和体征，导致临床诊断比较困难。脑膜转移癌中位治疗生存期仅约 3 个月[1]，因此提高脑膜转移癌诊断率具有重要意义。既往有肺癌病史的患者出现脑膜、脑神经、脊髓受损的症状和体征时，就需要考虑肺癌脑膜转移的可能，影像学的特征性表现有助于诊断，脑脊液基因检测提供辅助诊断，脑脊液细胞学检查是确诊的依据[2]，可参考"3 - 10 - 30"原则提高脑膜转移癌的细胞学诊断率[3]。

本例患者脑脊液 NGS 检测结果显示存在 cMET 14 跳跃突变，提示脑脊液 NGS 检测在脑膜转移癌诊疗中具有一定价值。MET 是肝细胞生长因子的酪氨酸激酶受体。MET 异常包括：MET14 外显子跳跃突变、MET 基因扩增。MET 14 外显子跳跃突变在非小细胞肺癌（NSCLC）患者中的发生率为 0.9%～4%，恶性程度更高，更易复发，生存预后更差[4]。2019 年，AcSé 研究[5]纳入了 25 例 MET 14 外显子跳跃突变的患者，结果显示 ORR 12%，mPFS 3.6 个月，中位总生存期（mOS）9.5 个月。克唑替尼作为一种强效 MET 抑制剂，可用于 MET 相关 NSCLC 的治疗，但疗效有限。因属于超适应证使用，需充分告知，患方在对比药物可及性、医保适应证、药物价格、患者体能、有效率等多重因素后选择贝伐珠单抗联合化疗。2周期评估病情进展后,二线治疗选择挽救性治疗方案:贝伐珠单抗＋克唑替尼,仍然无效。

2020年之后 MET 靶向治疗药物相继问世,获 FDA 批准用于 *MET14* 外显子跳跃突变的 MET 抑制剂包含卡马替尼(capmatinib)、特泊替尼(tepotinib),可作为此类患者的初始治疗,也可作为患者接受化疗和(或)免疫治疗出现进展时的后线治疗选择。后续也相继有恩沙替尼(ensartinib)、赛沃替尼(savolitinib)、谷美替尼(gefitinib)等临床研究数据公布,其中赛沃替尼是目前国内唯一获批的治疗 *MET 14* 外显子跳跃突变的高选择性 TKI 药物。赛沃替尼的国内 Ⅱ 期临床研究显示:ORR 接近 50%,DCR 达到了 93.4%,NSCLC 患者的 mPFS 为 7.0 个月。总人群的 mOS 12.5 个月,18 个月和 24 个月的 OS 率分别是 42% 和 31%[6]。

8.4 专家点评

本例ⅢA期肺腺癌患者术后2年出现面瘫,虽头颅 MRI 检查未见异常,但对症治疗不能缓解,直至4个月后症状逐渐加重才由神经内科转至肿瘤科接受腰椎穿刺排查脑膜转移。确诊脑膜转移后虽脑脊液液体活检发现 *cMET14* 跳跃突变,但由于受2年前术后组织标本 NGS 检测驱动基因阴性结果的影响,以及相应靶向药物可及性不足、价格昂贵,未能及时使用靶向治疗。直至脑膜转移后6个月、肿瘤已经转移形成腹腔包块、合并肺部感染后,才开始接受克唑替尼＋贝伐珠单抗的挽救性治疗,用药后未能像 *EGFR* 突变的患者一样快速起效,也可能与克

唑替尼对 *cMET14* 跳跃突变的肿瘤细胞抑制能力较弱有关。

有恶性肿瘤尤其是肺癌、乳腺癌手术史，处于术后 3 年复发高风险期患者，出现面瘫且常规神经内科处理无缓解时，需排除脑膜转移；而确诊脑膜转移后能够尽快使用针对性强、脑转移效果好的靶向药物，是本病例给日后临床工作带来的另一启示。

（作者：姚蓉蓉　点评：周鑫莉）

参考文献

［1］ HYUN J，JEONG I，JOUNG A，et al． Leptomeningeal metastasis：clinical experience of 519 cases［J］． Eur J Cancer，2016，56：107 - 114.

［2］ 赵钢，何俊瑛，关鸿志. 脑膜癌病诊断专家共识［J］. 中华医学杂志，2021，11(101)：755 - 758.

［3］ 梁晓华，黄若凡，詹琼. 驱动基因阳性非小细胞肺癌脑转移诊治上海专家共识(2019 年版)［J］. 中国癌症杂志，2019，29(1)：71 - 80.

［4］ TONG J，YEUNG S，CHAN A，et al． MET amplification and Exon 14 splice site mutation define unique molecular subgroups of non-small cell lung carcinoma with poor prognosis［J］． Clin Cancer Res，2016，22(12)：3048 - 3056.

［5］ MORO-SIBILOT D，COZIC N，PÉROL M，et al． Crizotinib in c-MET-or ROS1-positive NSCLC：results of the AcSé phase Ⅱ trial［J］． Ann Oncol，2019，30(12)：1985 - 1991.

［6］ LU S，FANG J，LI X，et al． Once-daily savolitinib in Chinese patients with pulmonary sarcomatoid carcinomas and other non-small-cell lung cancers harbouring MET exon skipping alterations：a multicentre，single-arm，open-label，phase 2 study［J］． Lancet Respir Med，2021，9(10)：1154 - 1164.

9 以脑膜转移为首发表现的肺癌靶向治疗后获得长期生存

◈ 9.1 病史摘要

基本病史

患者,女,76 岁。2016 年 7 月 7 日出现头痛,无咳嗽、胸痛、咯血、肢体无力等不适。外院行增强头颅 CT 示:右顶叶转移瘤不除外;胸部 CT 示:右肺中叶占位;PET/CT 示:右肺中叶肿块 3.5 cm×3 cm,SUVmax 6.9,右侧枕叶病灶。2016 年 7 月 22 日我院头颅 MR 增强示:右侧顶叶病变,考虑为转移瘤(图 9 - 1 A)。腰椎穿刺脑脊液压力为 300 mmH$_2$O,脑脊液细胞学检查见腺癌细胞(彩图 28)。肺占位穿刺病理诊断为(右肺)腺癌,*EGFR 19del* 突变。最后诊断为右肺腺癌,cT$_2$N$_0$M$_{1a}$(脑、脑膜),Ⅳ期,*EGFR 19del* 突变。

入院后诊疗经过

2016 年 7 月底开始用凯美纳 125 mg,口服,tid,头痛明显缓解。2 个月后头颅 MR 显示顶枕部病灶明显缩小(图 9 - 1 B),

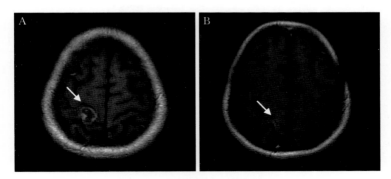

图 9-1 肺腺癌脑和脑膜转移

A. 初诊时 MR 显示右顶枕叶占位;B. 凯美纳治疗 2 个月后病灶缩小。

CT 显示肺部病灶缩小为直径 1.7 cm,疗效评价为 PR。之后定期复查。2018 年 11 月复查脑脊液压力波动在 190～300 mmH$_2$O,脑脊液中可见肿瘤细胞,肺部 CT 和头颅 MR 与前相比无明显变化,总体疗效评价为 PR。

2019 年 3 月起肺部病灶缓慢增大,继续凯美纳治疗。8 月患者出现颈背麻木、四肢麻木无力,逐渐加重。2020 年 2 月患者出现头晕、恶心,CT 提示肺部病灶明显增大;腰椎穿刺脑脊液压力＞300 mmH$_2$O,脑脊液中见大量肿瘤细胞;脑脊液基因检测:*EGFR 19del*、*T790M* 突变。换用奥希替尼 80 mg,口服,qd,后症状缓解。

2021 年 6 月再次出现头晕、乏力、双下肢麻木,进行性加重,并出现胡言乱语。2021 年 10 月起奥希替尼加量至 160 mg,症状仍缓慢加重,直至意识丧失,2022 年 1 月 5 日死亡。

◈ 9.2 临床特征归纳

(1) 患者,女,71 岁时诊断为右肺腺癌 $cT_2N_0M_1$(脑、脑膜),*EGFR 19del* 突变。

(2) 凯美纳治疗后颅内症状改善,疗效为 PR,43 个月后脑膜转移进展,再次基因检测发现 *EGFR*、*T790M* 突变,换用奥希替尼后症状再次缓解,持续缓解 16 个月。

(3) 因患者和家属拒绝化疗,仅给予奥希替尼倍增剂量,3 个月后患者因神经精神症状加重死亡。总 OS 达 65 个月。

◈ 9.3 诊疗经过讨论

肺癌是我国最常见的恶性肿瘤[1],10%~15% 的 NSCLC 患者在初始诊断时即发生脑转移,在整个疾病病程中约 50% 的患者会发生脑转移,并且 *EGFR* 突变的肺癌患者脑转移发生率更高[2,3]。脑转移分为脑实质转移和脑膜转移,后者比例低,一般为 3.4%~3.8%。但是在 *EGFR* 突变患者中,脑膜转移的发生率增加至 9%~16%,预后更差。这个比例在中国肺癌患者中则超过 12%[4]。

肺癌一旦出现脑膜转移,预后极差。一项纳入 136 例 *EGFR* 突变脑膜转移患者的回顾性分析发现,与未接受 TKI 治疗的患者相比,接受 TKI 治疗患者的 OS 更长(10.0 个月 *vs* 3.3 个月,$P<0.001$)[5]。

该患者有 *EGFR 19del* 突变,一代 TKI 凯美纳治疗 32 个月后缓慢进展,继续凯美纳治疗 11 个月后,病情明显进展,

出现 *EGFR T790M* 突变。更换奥希替尼后症状改善,维持 16 个月,之后病情再次进展,因患者年龄较大,不愿意化疗,奥希替尼剂量翻倍后维持了 2 月余,总 OS 达到 65 个月,超过了 5 年,获得了比较理想的效果。

◆ 9.4 专家点评

本例患者以头痛起病,虽然 MR 显示右顶叶脑实质转移,但脑转移病灶单发、直径仅 1 cm 左右,瘤周几乎无水肿,而腰椎穿刺显示脑脊液压力 300 mmH$_2$O,故头痛实际是脑膜转移导致颅内压增高所致,这种以脑膜转移症状起病的初发肺癌临床上并不常见,这与该患者年龄大、肿瘤缓慢生长造成非特异性症状容易被忽略有关。建议有条件的医院,对于肺癌患者,尤其是神经系统症状比较明显者,初次确诊肺癌时常规行腰椎穿刺检查,以明确是否同时合并脑膜转移。

靶向治疗使肺癌脑转移患者长期生存的报道越来越多,对于不能耐受化疗的 *EGFR* 突变的脑膜转移老年患者,单用靶向治疗即可获得 65 个月的生存,其中一代 EGFR‐TKI 埃克替尼使肺及脑转移病灶最佳疗效达到 PR,脑膜转移症状亦明显改善达 43 个月。该患者最终死亡前也仅存在脑膜转移进展,说明即使在目前的靶向治疗时代,脑膜转移依然是最棘手的需要解决的难题。此外,尽管患者已经 76 岁,但并不是化疗的绝对禁忌证,而且在长达半年多的时间里病情进展缓慢,本该有足够的机会尝试更积极的治疗。实践已经证明,在初始经过靶向药物治疗后进展的 *EGFR* 突变患者,换用化疗联合抗血管生成药物仍可能取得较好的效果,因此,需要临床医生做更多的科普宣传工作,多跟患者和家属做好解释工作,以取得他们的配合,积极尝试耐受性良好、预期疗效较好的积极的抗肿瘤治疗,以期在现有的条件下获得最好的治疗效果。

(作者:詹琼 点评:周鑫莉)

参考文献

[1] ROTH P, WELLER M. Management of neoplastic meningitis [J]. Chin Clin Oncol, 2015,4(2):26.

[2] CHANG W Y, WU Y L, SU P L, et al. The impact of EGFR mutations on the incidence and survival of stages Ⅰ to Ⅲ NSCLC patients with subsequent brain metastasis [J]. PLoS One, 2018,13(2):e0192161.

[3] GE M, ZHUANG Y, ZHOU X, et al. High probability and frequency of EGFR mutations in non-small cell lung cancer with brain metastases [J]. J Neurooncol, 2017,135(2):413-418.

[4] OZCAN G, SINGH M, VREDENBURGH J J. Leptomeningeal metastasis from non-small cell lung cancer and current landscape of treatments [J]. Clin Cancer Res, 2022,CCR-22-1585.

[5] TAN C S, CHO B C, SOO R A. Treatment options for EGFR mutant NSCLC with CNS involvement—can patients BLOOM with the use of next generation EGFR TKIs [J]? Lung Cancer, 2017,108:29-37.

10 以脑膜转移为首发症状的肺腺癌靶向治疗后获得长期生存

10.1 病史摘要

基本病史

患者,女,1963 年 4 月出生。2018 年 1 月(55 岁)因"头痛、头晕伴视物模糊半年"就诊。眼科检查发现:视盘水肿。头颅 MR 平扫示:脑室扩张。头颅 MRA 及 SWI 检查无异常。头晕、头痛、视物模糊进行性加重,伴恶心、呕吐、乏力、食欲缺乏,无发热、咳嗽、咳痰、晕厥、抽搐等不适。

入院体格检查

轮椅推入,ECOG 评分 3 分,精神萎靡,格拉斯哥昏迷评分(Glasgow coma scale, GCS)11 分;眼球活动正常,瞳孔对光反射略迟钝,视力下降,视物模糊,视野无缺损;全身浅表淋巴结无肿大,双肺呼吸音清,腹软,无压痛、反跳痛,四肢肌力、肌张力正常;颈项强直、克尼格征和布鲁津斯基征阴性,病理征阴性。

——入院后实验室及影像学检查——

2018年2月血 CEA 10 867 μg/L。腰椎穿刺脑脊液压力$> 320\ mmH_2O$，CEA 550.1 μg/L，脑脊液中见大量肿瘤细胞(腺癌)，不除外乳腺、肺来源。胸部CT示:左上肺门处磨玻璃密度影(约 3.3 cm×1.6 cm)(图 10 - 1)。血和痰的细菌、真菌及病毒等检查未提示明显感染。因肿块位置近肺门大血管，支气管镜及肺穿刺活检困难，出血和大咯血风险极大，家属不考虑活检。当时甘露醇 250 ml q6 h＋地塞米松2.5 mg q6 h 降颅内压，患者颅内高压症状仍无明显缓解。因手术和放疗存在风险，家属不考虑行脑室-腹腔(VP)分流及放疗。再次腰椎穿刺行脑脊液基因检测:$EGFR\ L858R$ 突变(ARMS - PCR 法)。诊断:肺腺癌 $cT_2N_0M_1$(脑膜转移)Ⅳ期，$EGFR\ L858R$ 突变。

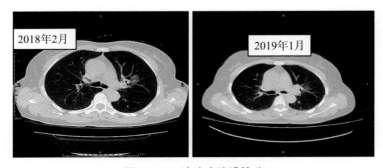

图 10 - 1 肺腺癌脑膜转移

左上肺门磨玻璃结节样病灶。肺部病灶近左肺门，附近支气管及血管丰富。

——入院后诊疗经过——

2018年2月至2019年2月给予埃克替尼125 mg,口服,tid。2周后颅内高压症状迅速缓解,无需甘露醇降颅内压,血及脑脊液CEA逐渐下降,肺内病灶稳定。2019年1月头痛、头晕、视物模糊再次加重,再次腰椎穿刺,脑脊液中见大量腺癌细胞,血及脑脊液CEA较2018年9月明显上升,影像学检查提示肺内病灶稳定(见图10-1),全身无新发病灶。评估病情为进展。再次行脑脊液基因检测:EGFR T790M突变,L858R突变。2019年2月至2020年5月予奥希替尼80 mg,口服,qd。治疗后约1个月头痛、头晕症状基本消失,视物模糊有所改善,疗效评价为PR。2020年5月头痛、头晕、视物模糊明显加重,影像学检查提示肺内病灶稳定、无新发病灶,CEA较前升高,考虑病情进展。2020年5月起用奥希替尼+贝伐珠单抗治疗至2023年3月。家属诉每3～5个月复查影像学,显示肺内病情稳定,偶有头痛、头晕、视物模糊,与2020年5月比较无加重,无新发不适(表10-1)。

表10-1 患者疗效评价

周期数	头晕、头痛、视物模糊等神经系统症状	ECOG评分	脑膜及脊膜MR强化	血CEA(μg/L)	脑脊液CEA(μg/L)	疗效评价
治疗前基线	严重	3	无强化	10 867	550.1	—
2018年4月	明显缓解	1	无强化	973.6	69.83	改善

（续表）

周期数	头晕、头痛、视物模糊等神经系统症状	ECOG 评分	脑膜及脊膜 MR 强化	血 CEA (μg/L)	脑脊液 CEA (μg/L)	疗效评价
2018 年 9 月	继续缓解	1	无强化	467.3	67.32	稳定
2019 年 1 月	加重	2	无强化	1 681	124	进展
2019 年 10 月	缓解	1	无强化	150.9	75.44	改善
2020 年 5 月	加重	2	无强化	281.3	126.9	进展
2021 年 3 月	缓解	1	无强化	538.5	324.5	改善
2022 年 9 月	基本相仿	1	无强化	561.9	399	稳定

ECOG 评分：美国东部肿瘤协作组体能状态评分；CEA：癌胚抗原。

10.2　临床特征归纳

（1）患者，女，起病年龄 55 岁。

（2）因头痛、头晕伴视物模糊起病，颅内高压症状明显，CEA 升高，脑脊液中见腺癌细胞，基因检测示 *EGFR L858R* 突变。影像学检查示：左上肺门直径 3.3 cm 磨玻璃结节样病灶。初诊时即诊断为 *EGFR* 突变的肺癌脑膜转移[肺腺癌 $cT_2N_0M_1$（脑膜），Ⅳ 期，*EGFR L858R* 突变]。

（3）埃克替尼靶向治疗后颅内高压和视物模糊等神经系统症状迅速缓解，CEA 下降，治疗过程中影像学检查示肺内病灶稳定，无新发转移灶，一线埃克替尼治疗的 PFS 为 11 个月；病情进展后再次脑脊液基因检测新出现 *EGFR T790M* 突变，二线奥希替尼治疗的 PFS 为 15 个月；三线奥希替尼＋贝伐珠单抗，PFS＞34 个月，至今病情仍然稳定。总生存期已经超过 60 个月。

◆　10.3　诊疗经过讨论

本病例初诊时为脑膜转移的 NSCLC 晚期，患者实现了超过 5 年的长期生存。该患者虽未取得肿瘤组织标本，但整个诊疗过程的难点得到较好解决，表观可圈可点。

10.3.1　诊断

通过脑脊液细胞学检查而明确诊断，为难以获取组织标本且仅脑膜转移病例的诊断提供了范本。

患者影像学仅提示左上肺门病灶（见图 10 - 1），近肺门支气管血管极丰富，呼吸科和胸外科均考虑支气管镜及肺穿刺活检难以获取组织标本，患者 PS 评分 3 分，家属亦不考虑以上操作。根据细胞学标本形态特点及免疫细胞化学染色结果可以对细胞学标本进行准确诊断、分型及判断细胞来源[1]。该患者仅通过脑脊液细胞学标本形态学特点及免疫细胞化学染色结果明确诊断为肺腺癌脑膜转移。患者当时不适宜化疗，全脑全脊髓放疗及鞘内注射治疗的疗效有限，而且家属也不选择这些治疗,此时靶向治疗是患者及家属的希望。因颅内高压症状极为明显,存在脑疝昏迷甚至死亡风险,时间极其宝贵,如同与死神赛跑,此时该选用什么标本基因检测及选择何种基因检测方法,尤为重要。在难以获取肿瘤组织样本时可采用外周血循环肿瘤 DNA(ctDNA)作为补充标本来评估 *EGFR* 基因突变状态[2],而脑脊液上清液标本基因检测尚在探索中。但患者一般情况极差,血液基因检测等待时间较长,我科与检验科和病理科积极沟通后,决定使用细胞学制片以最短时间进行相关驱动基因检测(ARMS - PCR 法),仅 2 天就得到基因检测报告,为 *EGFR L858R* 突变患者治疗带来曙光。因此,对于难以获取组织标本的仅脑膜转移的患者,可通过脑脊液细胞学标本进行细胞及分子病理诊断。

10.3.2 脑膜转移的疗效评价

本病例病程中因脑膜转移无可评估病灶,疗效评价缺乏统一标准,治疗过程中设置评价要素、治疗有效和进展的定义、疗效评价的时间点、变更治疗方案的关键节点等是临床医生面临的难点。我们主要参考 RANO - LM 神经影像学评价[3]及 Pan Z 症状、体征评价[4]确定主要疗效评价要素(神经症状评价、神经影像学评价及脑脊液细胞学进行疗效评价),同时结合 ECOG 评分、敏感的生化指标等相关评价要素来综合评估病情(评价要素指标见表 10 - 1),从而尽可能准确判断病情变化节点以便及时调整治疗方案。

10.3.3 治疗过程

"神经系统症状及体征、影像学检查和脑脊液检查"三驾马车贯穿诊疗始终。根据细胞分子病理、症状、体征、一般情况、生化指标及家属意愿等进行个体化治疗,在未进行放疗、化疗及鞘内注射基础上通过及时调整一系列靶向药物的治疗,使脑膜转移患者获得了长期生存。

患者存在 *EGFR L858R* 突变,CONVINCE 研究[5]提示埃克替尼较化疗明显延长患者 PFS(11.2 个月 *vs* 7.9 个月),且 3 级及以上不良反应显著低于化疗。本病例中,一线治疗埃克替尼的 PFS 为 11 个月,与文献报道基本相仿。

根据表 10-1 评价疗效的要素,及时发现埃克替尼治疗后的病情进展,并通过脑脊液基因再次检测,发现新出现 *T790M* 突变。AURA-3 研究[6]显示接受一代 TKI 类药物治疗进展且携带 *T790M* 突变的局部晚期或转移性 NSCLC 患者,144 例中枢神经系统转移奥希替尼组、化疗组中位 PFS(8.5 个月 *vs* 4.2 个月),不良反应分别为 23% 和 47%。本病例二线奥希替尼治疗的 PFS 为 15 个月,在脑膜转移治疗进展后又取得了较长期的疾病控制。

研究提示[7],贝伐珠单抗可改善血管通透性,降低肿瘤血管密度,奥希替尼联合贝伐珠单抗可能在 *EGFR* 突变型 NSCLC 软脑膜转移模型中发挥协同作用。BRAIN 研究[8]显示,贝伐珠单抗联合化疗或靶向治疗脑转移的非鳞型 NSCLC 患者疗效良好。奥希替尼和贝伐珠单抗的联合治疗可能对脑转移有效。一些研究[9]评估了贝伐珠单抗联合奥希替尼与奥希替尼单药治疗后 *T790M* 突变的 NSCLC 患者疗效,结果中位 PFS 无明显差异,但联合组中枢神经系统有效率更高。在本病例中,我们将贝伐珠单抗联合奥希替尼作为三线治疗,PFS>34 个月,至今病情没有明显进展,获得了对脑膜转移的极好长期控制,无明显重叠毒性作用。贝伐珠单抗联合奥希替尼对奥希替尼治疗后脑膜转移患者的益处仍存在不确定性,还需进一步的研究来探索哪些特征可以预测患者能从联合治疗中获益。

◈ 10.4 专家点评

本例是一位 *EGFR* 突变的肺腺癌患者,以脑膜转移为首发症状。在治疗过程中,患者接受了多次靶向治疗,包括埃克替尼和奥希替尼,以及贝伐珠单抗的联合治疗。这些治疗都能够有效地缓解颅内高压症状和降低 CEA 水平,并且在一定时间内能够控制病情进展。

一线埃克替尼治疗后病情得到非常迅速的控制,但在 11 个月后出现疗效下降和新的 *EGFR T790M* 突变。这是一代靶向药物常见的治疗失败模式,因为 *EGFR T790M* 是一种最常见的耐药突变,三代 EGFR-TKI 奥希替尼对 *T790M* 突变的有效率较高,作为二线治疗取得了 15 个月的 PFS。

最终,患者接受了贝伐珠单抗联合奥希替尼的三线治疗。这种治疗方案在相当长的时间内控制了病情,没有出现明显的进展,这是非常令人鼓舞的。

综合来看,本病例充分展示了 *EGFR* 突变肺腺癌的临床特点和治疗策略。对于 *EGFR* 突变的患者,靶向治疗是非常重要的治疗策略,可以显著改善预后。然而,治疗的持久性仍然受到继发耐药的限制,其中继发的 *T790M* 突变是最重要的分子特征。在此背景下,及时进行基因检测,调整治疗方案,可以为患者提供更好的治疗效果和生存质量。对脑膜转移的患者,进行脑脊液的检测可以提供重要信息。脑脊液细胞学检查可以确定脑膜转移的病理学类型,脑脊液的基因检测也可以提供分子特征信息,如 *EGFR* 突变、*ALK* 融合等。在进行脑脊液基因检测时,常用的方法包括 PCR、ARMS - PCR、NGS 等。这些方法可以快速准确地检测出肿瘤细胞中的特定基因突变,为治疗方案的制订提供指导。

(作者:王清　点评:詹琼)

参考文献

[1] 中国临床肿瘤学会指南工作委员会. 中国临床肿瘤学会(CSCO)非小细胞肺癌诊疗指南 2022[M].北京:人民卫生出版社,2022.

[2] GOTO K, ICHINOSE Y, OHE Y, et al. Epidermal growth factor receptor mutation status in circulating free DNA in serum: from IPASS, a phase Ⅲ study of gefitinib or carboplatin/paclitaxel in non-small cell lung cancer [J]. J Thorac Oncol,2012,7(1):115 - 121.

[3] CHAMBERLAIN M, JUNCK L, BRANDSMA D, et al. Leptomeningeal metastases: a RANO proposal for response criteria [J]. Neuro Oncol,2017,19(4):484 - 492.

[4] PAN Z, YANG G, HE H, et al. Concurrent radiotherapy and intrathecal methotrexate for treating leptomeningeal metastasis from

solid tumors with adverse prognostic factors: a prospective and single-arm study [J]. Int J Cancer, 2016,139(8):1864 - 1872.

[5] SHI Y K, WANG L, HAN B H, et al. First-line icotinib versus cisplatin/pemetrexed plus pemetrexed maintenance therapy for patients with advanced EGFR mutation-positive lung adenocarcinoma (CONVINCE): a phase 3, open-label, randomized study [J]. Ann Oncol, 2017,28 (10):2443 - 2450.

[6] MOK T S, WU Y L, AHN M J, et al. Osimertinib or platinum pemetrexed in EGFR T790M-positive lung cancer [J]. N Engl J Med, 2017,376:629 - 640.

[7] YI Y, CAI J, XU P, et al. Potential benefit of osimertinib plus bevacizumab in leptomeningeal metastasis with EGFR mutant non-small-cell lung cancer [J]. J Transl Med, 2022,20(1):122.

[8] BESSE B, LE MOULEC S, MAZIÈRES J, et al. Bevacizumab in patients with nonsquamous non-small cell lung cancer and asymptomatic, untreated brain metastases (BRAIN): a nonrandomized, phase Ⅱ study [J]. Clin Cancer Res, 2015,21(8):1896 - 903.

[9] AKAMATSU H, TOI Y, HAYASHI H, et al. Efficacy of osimertinib plus bevacizumab vs osimertinib in patients with EGFR T790M-mutated non-small cell lung cancer previously treated with epidermal growth factor receptor-tyrosine kinase inhibitor: West Japan Oncology Group 8715L phase 2 randomized clinical trial [J]. JAMA Oncol, 2021,7(3):386 - 394.

11 以脑膜转移的视神经症状 为首发表现的胃癌

◈ 11.1 病历摘要

——基本病史——

患者,女,32岁,因"双眼视物模糊4个月,加重1月余"于2021年11月23日入院。2021年7月初患者无明显诱因出现双眼视物模糊,一过性黑矇,持续1～2 min,可自行缓解,发作频率每天2～3次,发作时无头痛、头晕,无意识丧失,无四肢麻木或乏力等症状,未给予重视。2021年10月双眼视物模糊逐渐加重,否认视野缺损,否认眼眶痛、球后痛,否认听力下降。当地医院眼底OCT检查示双侧视盘水肿,眼眶CT示双侧视神经增粗,头颅CT及甲状腺功能未见明显异常,给予泼尼松30 mg/d治疗未见好转。2021年10月底在外院就诊,双眼B超示双眼玻璃体混浊伴后脱离,双眼视盘病变可能。眼眶MR增强示视神经和视路增粗,考虑视神经炎,给予乙酰唑胺、银杏酮酯、胞磷胆碱、甲钴胺等治疗,以上症状无明显改善。2021年11月5日起,出现阵发性头痛,呈针刺样,晨起后明显,每天发作7～8次,同时伴有眼眶疼痛。

2021年11月23日我院眼科B超示双侧视神经水肿。

患者病程中时有腹泻,10余次/天,无发热、腹痛、黑便、贫血等不适主诉及体征,1年内体重下降15kg左右。

── 既往史及个人史 ──

2013年曾接受副乳切除手术,病理报告示良性病变。否认慢性疾病史,否认药物过敏史、肝炎、结核病史。否认吸烟史。否认饮酒史。否认家族遗传病史和家族肿瘤史。

── 入院体格检查 ──

ECOG PS 2分,坐轮椅入院,神清,可触及双侧腹股沟区淋巴结肿大,四肢肌力Ⅴ级,脑膜刺激征(颈项强直、克尼格征、布鲁津斯基征)阴性。其余神经系统查体如下。

(1)脑神经:第Ⅰ、Ⅱ、Ⅲ、Ⅴ、Ⅵ、Ⅷ、Ⅸ、Ⅹ、Ⅺ、Ⅻ对脑神经检查均阴性(表11-1)。

表11-1 脑神经主要阳性体征

脑神经	阳性体征	左侧	右侧
Ⅳ	眼球前凸	有	有
Ⅶ	鼻唇沟变浅	有	无

(2)运动与共济:未见异常。

(3)感觉:未见异常。

(4)反射:阳性体征见表11-2。

表 11-2 反射阳性体征

名称	左侧	右侧
下颌反射	—	—
肱二头肌反射	＋	＋
肱三头肌反射	＋	＋
桡骨膜反射	＋	＋
腹壁反射	＋	＋
膝腱反射	＋	＋
跟腱反射	＋	＋

注:霍夫曼征、巴宾斯基征、查克多征、奥本海姆征、戈登征、拉塞格征、克尼格征均阴性。

入院后实验室检查

2021 年 11 月 24 日行腰椎穿刺,脑脊液压力＞320 mmH$_2$O。脑脊液常规:无色,清亮,白细胞计数 9×10^6/L,红细胞计数 1×10^6/L,潘氏试验(＋)。脑脊液生化(干式法)检查:葡萄糖 3.1 mmol/L,氯化物 116 mmol/L,蛋白质 2 470 mg/L,乳酸 2.36 mmol/L,乳酸脱氢酶 63 U/L。脑脊液中见大量恶性肿瘤细胞;免疫组化染色结果:CK7(＋),CAM 5.2(＋),Villin(＋),TTF-1(－)。符合转移性腺癌表现,消化道来源可能性大(彩图 29、彩图 30)。脑脊液免疫参数报告提示:血脑屏障严重破坏,脑脊液 24 小时鞘内合成率结果偏高(彩图 31)。

——入院后诊疗经过——

经甘露醇及甘油果糖脱水降颅内压治疗,头痛症状略有好转。11 月 29 日复查腰椎穿刺,脑脊液压力降为 $150\,mmH_2O$。

头颅增强 MRI 未见明显异常。PET/CT 及胸腹盆腔 CT 平扫提示:双侧颌下、颈部、腋下、腹股沟区多发淋巴结肿大,盆腔占位;肠管积气、积液扩张(图 11 - 1)。胃镜提示:全胃炎(糜烂性、重度),胃底、胃体、胃窦多发性糜烂溃疡;病理报告示:(胃体)低分化腺癌。肠镜提示:乙状结肠息肉,直肠黏膜炎症。故诊断为"胃低分化腺癌,$cT_4N_+M_1$,Ⅳ期(淋巴结、盆腔、脑膜),HER2 未突变"。

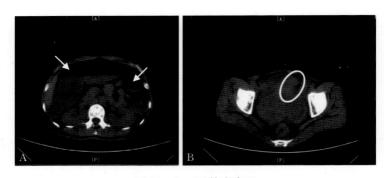

图 11 - 1 CT 检查表现

A. 盆腔占位;B. 肠管积气、积液扩张。

治疗方案及随访:患者最终确诊为胃癌脑膜转移(gastric cancer with leptomeningeal metastasis,GCLM),给予甘露醇+甘油果糖+地塞米松+镇痛+营养神经等治疗,向患者家属解释病情及预后,建议行免疫治疗+SOX(奥沙利铂+

替吉奥)化疗方案,最终患者及家属接受口服替吉奥治疗。患者自述症状有好转,后续未定期评估。患者死亡时间为2022年7月7日。总生存时间7.5个月。

11.2 临床特征归纳

(1)患者,女,32岁。以"双眼视物模糊,逐渐加重"为主要表现而就诊。

(2)体检和影像学检查发现双侧视盘水肿和视神经增粗。

(3)缺乏消化道症状,在脑脊液细胞学检查发现肿瘤细胞后进行胃镜检查才确诊是胃癌脑膜转移。

(4)替吉奥单药化疗有一定疗效,从确诊起患者的生存时间为7.5个月。

11.3 诊疗经过讨论

11.3.1 胃癌脑膜转移概述与诊断

该患者因双眼视物模糊起病,外院辅助检查提示视盘水肿,头颅 MRI 未见明显异常,以"视神经炎"治疗后未见好转。历经4个月,在我院以脑脊液细胞学诊断为导向,最终确诊胃癌脑膜转移。胃癌脑膜转移极为罕见,仅占所有胃癌转移的0.16%~0.82%。发生脑膜转移的胃癌 Borrmann 分型以Ⅲ~Ⅳ型为主,病理学类型以低分化腺癌和印戒细胞癌为主[1-4]。以脑膜转移首诊的胃癌更为罕见,多为个案报道,早期诊断困难。该患者神经系统症状发生于消化道症状出现之前,提示临床上对某些有神经损害表现的患者,也应积极行全面的全身系统检查,头颅影像学检查无明显异常者,应积极行腰椎穿刺检查。GCLM 诊断标准:①有明确的胃癌病史;②临床上有新发的神经系统症状和体征;③脑脊液细胞学检查阳性;④典型的 MRI 影像学表现。凡具备①、②项加上③或④项即可诊断[5]。

11.3.2　胃癌脑膜转移脑脊液特点

该患者脑脊液常规、生化检查提示白细胞及蛋白质升高,潘氏试验(+),而葡萄糖及氯化物降低,与其他胃癌脑膜转移的文献报告一致[6]。胃癌脑膜转移的脑脊液癌细胞在形态上与肺癌、黑色素瘤及肾癌的脑膜转移有区别,如本例所见脑脊液癌细胞较大偏圆,可见"蕾丝样"突起,核分裂象易见;免疫组化:CEA(+)、Ki67(+)、CK7(+)、CAM5.2(+)、Villin(+)。

11.3.3　血脑屏障与脑膜转移癌

生理状态下,由于血脑屏障的存在会影响药物进入脑组织,在选择治疗药物时会考虑药物的血脑屏障通透性。血液中的化疗药物可以通过脉络丛进入脑脊液,从而抑制脑脊液中的肿瘤细胞,因此为脑膜转移患者选择治疗药物时,并不需要过多考虑药物本身的血脑屏障通透性。该患者替吉奥单药治疗后症状得到改善,且 OS 达 7 个月,提示即使是替吉奥单药口服对于胃癌脑膜转移也有一定的疗效。

11.3.4 胃癌脑膜转移的治疗与预后

目前胃癌脑膜转移患者的治疗手段主要包括外科手术（如 VP 分流、Ommaya 囊）、放疗、鞘内化疗、系统性全身性化疗、靶向治疗、免疫治疗、联合治疗、综合支持治疗等，主要目的是缓解神经系统症状，提高生活质量，延长生存期。有文献报道[7]，全身化疗和鞘内化疗可延长脑膜癌患者的生存时间。局部治疗（放疗、鞘内注射）、全身系统性化疗和联合治疗的有效率分别为 50%、55.56% 和 82.54%，联合治疗的效果更佳[2]。曾有个案报道，利用鞘内注射甲氨蝶呤、替莫唑胺联合局部放疗治疗 1 例胃癌脑膜转移，无进展生存期达 11个月[8]。胃癌脑膜转移患者的预后极差，伴随多种严重症状，生活质量差，既往研究报告的中位生存期为 3.8 个月（95% CI：1.30～8.60 个月），Cox 多因素分析结果显示全身系统化疗是保护性因素[2]。该患者接受了替吉奥的全身系统化疗，OS 达 7 个月，进一步表明系统性治疗的重要性。随着目前综合治疗的逐渐发展，期待未来胃癌脑膜转移患者有更长生存期，更佳生活质量。

◈ 11.4 专家点评

本例患者以双眼视物模糊等神经系统症状就诊，经过脑脊液细胞学检查后诊断为胃低分化腺癌脑膜转移。这种以脑膜转移为首发症状的情况非常罕见，需要进行全面的评估和治疗。

从治疗的角度来看,针对胃低分化腺癌的治疗方案包括手术切除、放疗和化疗等。对于存在脑膜转移的患者,治疗需要以脑脊液细胞学诊断为导向,并根据患者的具体情况制订个性化治疗方案。目前转移性胃癌的治疗已经不再局限于化疗,免疫治疗联合化疗也已经取得了很好的效果。本例如果能够在联合化疗的基础上使用PD-1单抗类药物有可能获得更长生存时间。

需要注意的是,此类癌症转移病情比较复杂,需要多学科协作进行诊断和治疗。这需要包括神经外科、放疗、肿瘤科等不同专业的医生协作,制订个性化治疗方案。此外,对于存在神经系统症状的患者,积极缓解症状也非常重要,可以采用药物治疗和其他支持性治疗方法,以提高其治疗效果和生存质量。

(作者:姚蓉蓉　点评:詹琼)

参考文献

[1] TERASAKI K, MIZUNO C, FUJIISHI S, et al. Garcin syndrome due to meningeal carcinomatosis from gastric cancer [J]. Intern Med, 2021,60(6):855-858.

[2] 丁平安,张志栋,杨沛刚,等.胃癌脑膜转移的临床病理学特征及预后分析[J].中国癌症杂志,2021,31(2):126-135.

[3] MURAKAMI Y, KOBAYASHI T, NARUSE Y, et al. Exclusive cerebellar and leptomeningeal metastases from early gastric cancer 14

months after proximal gastrectomy: an autopsy case report [J]. NMC Case Rep J, 2019,6(2):65 - 70.

[4] YANO H, NAGAO S, YAMAGUCHI S. Leptomeningeal metastases arising from gynecological cancers [J]. Int J Clin Oncol, 2020,25(2): 391 - 395.

[5] WANG Y, GAO Y, ZHU Y, et al. Progress in diagnosis and treatment of meningeal carcinomatosis [J]. Chinese J Clin Neurosurg, 2013,18(12):760 - 762.

[6] SHU X, LI G, WU S, et al. Research progress of meningeal carcinomatosis [J]. J Clin Neurosurg, 2012,9(5):313 - 315.

[7] HALINA R, ANNA N, MAGDALENA M, et al. Breast cancer leptomeningeal metastasis: the role of multimodality treatment [J]. J Neurooncol, 2007,84(1):57 - 62.

[8] LIU Y. Leptomeningeal carcinomatosis from gastric cancer successfully treated by the intrathecal methotrexate plus temozolomide and simultaneous radiotherapy: case report and literatures review [J]. Cancer Biol Ther, 2017,18(10):761 - 764.

12 以脑膜转移为首发症状的三阴性乳腺癌

◈ 12.1 病历摘要

── 基本病史 ──

患者,女,46 岁,因"持续头痛 6 个月、复视 2 个月、呕吐 1 个月"于 2018 年 3 月入院。患者 2017 年 12 月曾在外院行头颅 MR 增强检查,未见明显异常。未予重视,未做全身检查。后因复视、呕吐等症状进一步随访头颅 MR 未发现颅内占位性病变,由神经内科收入院。

── 入院体格检查 ──

ECOG PS 2 分,神清,脑膜刺激征(颈项强直、克尼格征)阳性,病变定位于脑膜;双上眼睑下垂,双眼上、下视受限,右眼外斜,提示动眼神经受累;左脸感觉较右脸差,提示三叉神经受累。

── 入院后实验室及影像学检查 ──

入院后立即行头颅 MR 增强检查,示幕上脑积水和脑膜结节样强化(中脑导水管周围及小脑软脑膜、垂体柄、松果体、基底池、环池)(图 12-1);血 CA125 113 U/mL,CA15-3 103 U/mL,怀疑肿瘤脑膜转移。第 1 次腰椎穿刺脑脊液检查,发现少量异型细胞,肿瘤不能除外;第 2 次腰椎穿刺在脑脊液中找到少量异型细胞,形态倾向于上皮源性肿瘤。临床考虑脑膜转移癌。再进一步行全身检查寻找原发灶和其他转移灶,CT 检查提示右乳内可疑肿块,超声检出右乳结节 2.6 cm×1.4 cm,多发性钙化,BI-RADS 4B。乳腺肿块粗针穿刺活检病理检查报告为浸润性癌,脉管内见癌栓,HCK(+)、E-cad(-)、P120 部分肿瘤细胞胞质(+),考虑为浸润性小叶癌可能;ER(-)、PR(-)、Ki67(5%+)、C-ERBB2(+)、FISH $HER2$ 无扩增,分子分型为三阴性,最终诊断为右乳三阴性乳腺癌脑膜转移,$cT_2N_0M_1$,Ⅳ期。

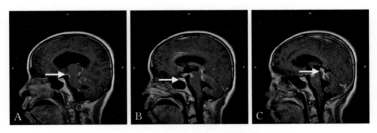

图 12-1 乳腺癌脑膜转移

A. MRI T_1 增强示中脑导水管周围及小脑软脑膜结节样强化(白色箭头);B. MRI T_1 增强示垂体柄结节样强化(白色箭头);C. MRI T_1 增强示松果体结节样强化(白色箭头)。

——入院后诊疗经过——

患者入院第 9 天起突然出现嗜睡, PS 4 分, 双侧瞳孔不等圆, 血压较入院时明显升高, 达 180/130 mmHg, 腰椎穿刺测脑脊液压力由第 1 天的 200 mmH$_2$O 变为测不出(正常压力为 80~180 mmH$_2$O), 考虑脑膜粘连导致脑积水加重, 脑膜转移癌是主要原因。当天立即开始挽救性鞘内注射治疗: 甲氨蝶呤 10 mg+地塞米松 5 mg, 第 1、4、6、9 天, 考虑肿瘤导致的 PS 4 分, 经与家属充分沟通后第 2 天起给予全身化疗 TP 方案。因为患者体质状况差, 依其耐受情况分次给药, 具体为: 紫杉醇 40 mg/m^2, 第 2~4 天+顺铂 25 mg/m^2, 第 2~4天。第 3 天起患者症状和体征好转, 神志清醒, 可对答, 双侧瞳孔正大等圆。第 4、6、9 天脑脊液压力分别为 65 mmH$_2$O、260 mmH$_2$O、115 mmH$_2$O, 第 9 天脑脊液中见较多恶性肿瘤细胞增殖浸润, 形态符合腺癌。脑脊液的变化提示治疗后脑膜粘连有明显缓解, 但最终该患者第 11 天因为粒细胞缺乏伴发热和重度血小板减少而死亡。

◈ 12.2 临床特征归纳

(1) 患者, 女, 46 岁。

(2) 头痛作为转移灶首发症状起病, 而原发灶乳腺癌未引起注意。

(3) 脑膜转移癌确诊早于原发灶。

(4) 患者乳腺癌无颅外转移和脑实质转移, 仅发生脑膜转移, 有亲脑膜特性。

（5）综合乳腺结节穿刺活检形态学结合免疫组化结果，倾向于乳腺浸润性小叶癌，分子分型为三阴性乳腺癌。

（6）患者第1～2次腰椎穿刺时发现脑脊液压力由增高变为测不出，提示短期内出现脑膜粘连，导致脑积水。

（7）甲氨蝶呤＋地塞米松鞘内注射及 TP 全身化疗后快速且明显改善神经系统症状，但患者最终死于严重的骨髓抑制。

12.3　诊疗经过讨论

该患者头痛症状出现 6 个月后才明确诊断，因此既使脑实质未见占位等病变，也切勿忽略脑膜病变。病因方面可从非肿瘤和肿瘤两大类着手，寻找原发灶不能依赖于影像学检查，体格检查尤为重要。对于反复以神经系统症状为首发主要症状的患者，更要考虑到脑膜转移癌的可能性，密切随访 MR 增强和腰椎穿刺脑脊液检查。

乳腺癌发生软脑膜转移与病理和分子分型有一定关系。14％浸润性小叶癌发生软脑膜转移，而浸润性导管癌仅1％[1]，免疫组化有助于鉴别二者，浸润性小叶癌大多 Ecad（－）、HCK（＋）和 P120 胞质（＋）；浸润性导管癌大多 Ecad（＋）、HCK（＋）或（－）和 P120 胞膜（＋）。浸润性小叶癌占所有浸润性乳腺癌的 5％～15％，较易见脑膜、腹膜、胃肠道、子宫和卵巢等少见部位转移。在乳腺癌的 4 种分子分型中，三阴性乳腺癌发生脑膜转移癌的比例最高，可达 40.5％[2]。

本例患者应用鞘内注射甲氨蝶呤和地塞米松最明显效

果是短期内缓解了脑膜粘连,改善了症状。从治疗角度分析,国内可及的鞘内注射化疗药物有甲氨蝶呤和阿糖胞苷,甲氨蝶呤是乳腺癌系统化疗的药物之一,因此可作为乳腺癌软脑膜转移首选的鞘内注射化疗药物。

系统性药物治疗非常重要,与 HER2 型乳腺癌相比,三阴性乳腺癌缺乏有效的小分子靶向药物,化疗是主要治疗方法,当患者体质状况较差时耐受性受到极大挑战,因此尽早确诊至关重要,治疗窗口前移可能为患者带来临床获益。

◈ 12.4 专家点评

本例患者以头痛作为脑膜转移灶的首发症状就诊,而原发灶是乳腺癌。脑转移是乳腺癌最常见的转移方式之一,但通常很少以脑膜转移为首先出现的症状。

从治疗的角度来看,首先需要明确原发灶的位置和分子学特征,根据具体情况制订个性化的治疗方案。针对乳腺癌的治疗方案包括手术切除、放疗和化疗等。而针对脑膜转移的治疗方案包括全身和鞘内化疗、放疗、手术等。需要注意的是,脑膜转移会导致脑积水,需要积极缓解脑积水症状。

这种此类癌症脑膜转移需要多学科协作进行诊断和治疗,包括神经外科、放射科、肿瘤科等不同专业的医生协作,提供个性化治疗方案。在治疗中,需密切观察病情变化,因为脑膜转移治疗使患者的耐受性明显下降,一旦病情迅速恶化则需尽快调整治疗方案。

本例患者存在幕上脑积水,而且在突然发生嗜睡且腰椎穿刺测不出脑脊液压力时,应该考虑存在明显的脑膜粘连导致脑积水突然加重。此时,如有条件应请神经外科会诊,讨论紧急手术进行侧脑室脑脊液分流术的可能性。如果能顺利进行脑脊液分流,可以快速缓解脑积水带来的严重神经系统症状,从而明显改善患者的体能状态,为后续的抗肿瘤治疗争取更好的条件。甲氨蝶呤可以在一定程度上抑制乳腺癌细胞,因此鞘内注射甲氨蝶呤可以作为乳腺癌脑膜转移的治疗选择,但是在因脑膜粘连堵塞发生交通性脑积水时,鞘内注射甲氨蝶呤的药物并不能直接通过中脑导水管到达侧脑室等部位,因此疗效不见得好。本例患者在鞘内注射甲氨蝶呤后第3天神经系统症状改善,更可能是第2天的全身TP化疗所起的作用。

(作者:初钊辉　点评:詹琼)

参考文献

[1] LAMOVEC J, ZIDAR A. Association of leptomeningeal carcinomatosis in carcinoma of the breast with infiltrating lobular carcinoma [J]. Arch Pathol Lab Med,1991,115(5):507 - 510.

[2] NIWIŃSKA A, RUDNICKA H, MURAWSKA M. Breast cancer leptomeningeal metastasis: propensity of breast cancer subtypes for leptomeninges and the analysis of factors influencing survival [J]. Med Oncol,2013,30(1):408.

13 培美曲塞鞘内注射联合靶向治疗肺腺癌脑膜转移

◇ 13.1 病历摘要

—— 基本病史 ——

患者,男,出生于 1953 年 10 月。2019 年 9 月体检发现右肺占位性病变,PET/CT 见右肺下叶约 2.5 cm 结节,未见其他明显占位性病变。2019 年 9 月 27 日外院行胸腔镜下肺叶切除术,术后病理示浸润性腺癌。基因检测:*EGFR L858R* 突变。诊断为右肺腺癌,pT$_1$N$_0$M$_0$, *EGFR L858R* 突变。术后 3 周患者出现头痛,并逐渐加重,为进一步治疗,2019 年 10 月 22 日收治入院。

—— 入院体格检查 ——

ECOG PS 2 分,NRS 评分 7 分,推入病房,神清。浅表淋巴结未见明显肿大,两肺呼吸音清,未闻及干、湿啰音。腹软,无肌紧张及反跳痛,肝、脾肋下未触及。双下肢无水肿,肌力正常,脑膜刺激征阳性。

入院后实验室及影像学检查

腰椎穿刺脑脊液压力 235 mmH$_2$O,脑脊液中见大量腺癌细胞。MRI 示幕上脑积水伴室周渗出,胸 8 水平以下胸腰段脊膜明显强化,腰 5~骶 2 水平脊膜明显强化,符合转移癌表现(图 13 - 1)。诊断:右肺腺癌,rT$_0$N$_0$M$_1$(脑膜),Ⅳ 期,*EGFR L858R* 突变。

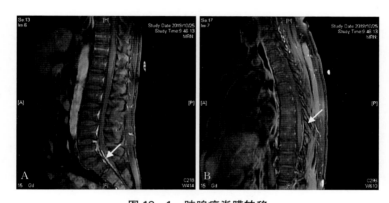

图 13 - 1　肺腺癌脊膜转移

腰 5~骶 2 水平(A)和胸 8 水平以下胸腰段(B)脊膜明显强化。

入院后诊疗经过

入院后给予甘露醇及地塞米松降颅内压,德巴金预防癫痫。2019 年 10 月 28 日开始给予奥希替尼 80 mg,口服,qd,其间 2019 年 10 月 30 日、11 月 29 日给予抗血管生成药物联合姑息化疗 2 次:贝伐珠单抗 1000 mg 静脉滴注,第 1 天+培美曲塞 880 mg 静脉滴注,第 1 天+顺铂 130 mg 静脉滴注,第 1 天,每 3 周重复 1 次。2019 年 11 月 7 日头痛明显减轻后未再降颅内压治疗,间歇性头痛时给予非甾体抗炎药对症处理可控制。2020 年 5 月 14 日复查头颅 MRI 增强提示未见肿瘤性占位。腰椎穿刺脑脊液压力下降至 135 mmH$_2$O,脑脊液中肿瘤细胞明显减少。2022 年 8 月初患者头痛加重,奥希替尼加量至 160 mg/d,10 天后因出现严重口腔溃疡、皮疹、皮肤色素沉着,再次调整为奥希替尼 80 mg/d 后皮肤不良反应好转。头颅 MRI 增强及胸部 CT 增强未见明显占位性病变。2022 年 8 月 11 日行培美曲塞 50 mg＋地塞米松 5 mg 鞘内注射,并行全脑放疗 28 Gy/10 d,贝伐珠单抗 500 mg 静脉滴注,其间出现Ⅲ度骨髓抑制。2022 年 9 月上旬起出现反复发作的恶心,偶有呕吐,食欲缺乏,反复颈肩疼痛不适,行走不能,听力下降,大小便困难。2022 年 11 月 16 日和 22 日分别鞘内注射培美曲塞 50 mg 和 20 mg 及地塞米松 5 mg,同时静脉滴注贝伐珠单抗 500 mg。继续奥希替尼靶向治疗,末次随访时间为 2023 年 4 月 20 日,患者无明显头痛、头晕、恶心、呕吐、视物模糊等不适,稍有乏力,PS 评分 1 分。

13.2 临床特征归纳

(1)患者,男,69 岁,肺腺癌术后。病理报告示:浸润性腺癌,*EGFR L858R* 突变。

(2)术后 3 周出现进行性加重的头痛,全脊髓 MRI 发现脊膜强化,脑脊液中发现肿瘤细胞。

(3)奥希替尼治疗后脑脊液压力降低,肿瘤细胞减少,症状持续缓解 33 个月。

（4）病情进展后，奥希替尼联合贝伐珠单抗、全脑放疗及鞘内注射培美曲塞和地塞米松可缓解脑膜转移症状，病情稳定已超过 5 个月。从诊断脑膜转移起，OS 已超过 42 个月。

13.3 诊疗经过讨论

本病例术前检查未见其他占位性病变，肺腺癌手术切除后 3 周即出现进行性加重的头痛，通过头颅及全脊髓增强 MRI、腰椎穿刺在脑脊液中发现肿瘤细胞，才最终确诊肺癌脑膜转移。

脑膜转移在恶性肿瘤晚期转移中的发病率仅 5% 左右，在 ALK 重排（10.3%）和 EGFR 突变（9.4%）的 NSCLC 中略高。由于脑膜转移患者的临床表现缺乏特异性症状和体征，临床上很难及时发现，常容易漏诊。出现神经系统相关症状的晚期肿瘤患者，临床医生应高度警惕脑膜转移的可能性，需要进行全面的神经系统检查，头颅及全脊髓增强 MRI 可作为诊断脑膜转移首选的影像学检查方法[1]，脑脊液细胞学检查仍是脑膜转移诊断的"金标准"[2]。随着诊断技术的进步，液体活检在脑膜转移诊断中显示出一定的应用前景，如脑脊液循环肿瘤细胞（CTC）、脑脊液游离 DNA（cfDNA）等[3]。

目前脑膜转移治疗需要多学科手段，包括全身化疗、放疗、靶向治疗、免疫治疗、鞘内注射和姑息对症治疗，以缓解中枢神经系统症状、改善生活质量和延长生存期为主要治疗目标。FLAURA 和 BLOOM 研究奠定了奥希替尼在亚裔、

EGFR 21 外显子 *L858R* 突变型、脑转移患者的一线优选地位,在脑膜转移症状加重时奥希替尼剂量加倍效果更加显著[4,5]。本例患者整个治疗中采用奥希替尼靶向治疗,取得了比较好的疾病控制效果,2022 年 8 月患者头痛加重后曾尝试将奥希替尼剂量加倍,但因出现严重口腔溃疡、皮疹、皮肤色素沉着等不良反应患者不能耐受,而调整至奥希替尼 80 mg/d 后皮肤不良反应好转。

单用奥希替尼靶向治疗将近 3 年后,患者神经系统症状加重,腰椎穿刺显示脑脊液中肿瘤细胞增多。后续治疗中采用奥希替尼联合鞘内注射培美曲塞、贝伐珠单抗、全脑放疗等多种治疗手段,明显缓解患者神经系统症状。治疗期间患者出现了Ⅲ度骨髓抑制,对症处理后可恢复正常,安全性良好。培美曲塞(50 mg)鞘内化疗治疗 NSCLC 脑膜转移的Ⅱ期临床研究($n = 30$)结果提示培美曲塞鞘内化疗在 EGFR - TKI 治疗失败的 NSCLC 脑膜转移患者中显示出良好疗效,临床有效率为 84.6%,中位 OS 为 9.0 个月[6]。一项单臂前瞻性研究显示,奥希替尼联合贝伐珠单抗治疗 NSCLC 脑膜转移的中位 PFS 为 9.3 个月,中位 OS 为 12.6 个月[7]。局部或全脑放疗可以缓解神经系统症状,但是尚无明确证据证明有生存获益,而且全脑放疗不良反应明显,目前放疗在脑膜转移治疗中的必要性尚无定论[8]。

未来需要进一步对靶向治疗、鞘内注射化疗、免疫治疗、抗血管生成、全身化疗、局部放疗等治疗手段在肺癌软脑膜转移病例中开展大样本、多中心、高质量的临床研究,探索不同的联合治疗策略,进一步提高肺癌伴脑膜转移患者的治疗效果。

◈ 13.4 专家点评

由于该患者术前 PET/CT 仅发现肺内单发结节,手术后分期 $pT_1N_0M_0$,故而术后 3 周出现头痛时并未考虑到肺癌转移,直至头痛逐渐加重、影像学发现胸 8 水平以下胸腰段脊膜及腰 5~骶 2 水平脊膜明显强化时,才在腰椎穿刺检查时发现了颅内压增高、脑脊液中发现大量腺癌细胞。这表明肺癌患者有头痛等神经系统症状,头颅 MR 增强甚至脊髓 MR 增强可以发现 PET/CT 漏检的脑膜转移。

该患者在发生脑膜转移后 3 年半的病程中,多次行全身 PET/CT 检查仅发现脑膜转移,未出现中枢神经系统外转移,亦未出现脑实质转移,这与脑膜转移多数发生在肿瘤负荷较大、全身多发转移尤其是合并脑实质转移的临床特点并不一致,这类具有脑膜器官特异性转移的生物学特性值得探索。虽然该患者的治疗依从性欠佳,但由于该患者不但对培美曲塞化疗敏感,且存在 *EGFR L858R* 突变,奥希替尼治疗明显获益,故而生存时间较长且生活质量影响小。后期出现脑膜转移进展后,虽多次脑脊液液体活检未从分子层面明确耐药原因,但联合了贝伐珠单抗、培美曲塞间断鞘内注射、全脑全脊髓放疗,延长了生存时间。后续全身化疗、PD-1 单抗、免疫性双抗药物等的引入,可能会使患者继续获益。

(作者:李静　点评:周鑫莉)

参考文献

[1] WANG N, BERTALAN M S, BRASTIANOS P K. Leptomeningeal metastasis from systemic cancer: review and update on management [J]. Cancer, 2018, 124:21 - 35.

[2] KWON B S, CHO Y H, YOON S K, et al. Impact of clinicopathologic features on leptomeningeal metastasis from lung adenocarcinoma and treatment efficacy with epidermal growth factor receptor tyrosine kinase inhibitor [J]. Thorac Cancer, 2020, 11(2):436 - 442.

[3] LI Y S, JIANG B Y, YANG J J, et al. Unique genetic profiles from cerebrospinal fluid cell-free DNA in leptomeningeal metastases of EGFR-mutant nor-small-cell lung cancer: a new medium of liquid biopsy [J]. Ann Oncol, 2018, 29(4):945 - 952.

[4] WU Y L, AHN M J, GARASSINO M C, et al. CNS efficacy of osimertinib in patients with T790M-positive advanced non-small-cell lung cancer: data from a randomized phase Ⅲ trial (AURA3) [J]. J Clin Oncol, 2018, 36(26):2702 - 2709.

[5] YANG C H, KIM S W, KIM D W, et al. Osimertinib in patients with epidermal growth factor receptor mutation-positive non-small-cell lung cancer and leptomeningeal metastases: the BLOOM study [J]. J Clin Oncol, 2020, 38(6):538 - 547.

[6] FAN C, ZHAO Q, LI L, et al. Efficacy and safety of intrathecal pemetrexed combined with dexamethasone for treating TKI-failed leptomeningeal metastases from EGFR-mutant NSCLC-A prospective open-label single-arm phase Ⅰ/Ⅱ clinical trial (unique identifier: ChiCTR1800016615) [J]. J Thorac Oncol, 2021, 16(8):1359 - 1368.

[7] LU Z Q, CAI J, WANG X, et al. Osimertinib combined with bevacizumab for leptomeningeal metastasis from EGFR-mutation non-small cell lung cancer: a phase Ⅱ single-arm prospective clinical trial [J]. Thorac Cancer, 2021, 12(2):172 - 180.

[8] YAN W, LIU Y, LI J, et al. Whole brain radiation therapy does not improve the overall survival of EGFR-mutant NSCLC patients with leptomeningeal metastasis [J]. Radiat Oncol, 2019, 14(1):168.

14 ALK - TKI 耐药继发 MET 扩增的肺癌脑膜转移

◈ 14.1 病史摘要

━ 基本病史 ━

患者,女,44 岁。2019 年 9 月出现右足踝麻木,逐渐向近端蔓延,伴阵发性头痛、乏力、胸闷及声音嘶哑。PET/CT 示:双肺多发性结节,胸膜弥漫性病灶,左额叶占位性病变,肝脏、胰腺、脾脏多发性低密度灶,右侧肾上腺结节,颈部、锁骨、纵隔、双肺门多发淋巴结,头皮、颈部肌肉及左肩胛下角处皮下结节,FDG 代谢异常增高(SUVmax 13.9)。2019 年 10 月患者自觉头痛、胸闷、右侧肢体麻木逐渐加重,并出现一过性意识丧失,数分钟后好转,遂入院诊疗。

━ 入院体格检查 ━

PS 3 分,神清,右下肢跛行,双侧颈部、锁骨上触及多发肿大淋巴结,大者直径约为 2.5 cm。颈部、头皮下触及质硬结节,较大者直径约 2 cm,活动差,无疼痛。左下肺呼吸音低,心率 110 次/分,律齐。颈软,无抵抗。脑膜刺激征、病理征阴性。

——入院后实验室及影像学检查——

头颅、脊柱 MR 示:脑内多发性环形强化灶,部分软脊膜可疑轻度强化。脑脊液细胞学检查:见可疑肿瘤细胞。行淋巴结穿刺及胸腔积液检测,细胞学、病理学检查均提示为肺腺癌。诊断为肺腺癌 $cT_4N_3M_1$(双肺、颅内、肝脏、胰腺、远处淋巴结、上颌窦、脾、肾上腺、皮下、脑膜? 脊膜?),Ⅳ期。基因检测提示:$EML4-ALK$ 融合。

——入院后诊疗经过——

2019 年 11 月起给予塞瑞替尼 450 mg,口服,qd。下肢麻木症状明显好转,未再出现头痛、胸闷,日常活动正常,PS 评分 1 分。多次评估病情:部分颅内病灶缩小、消失,胸腔积液明显减少,皮下结节、浅表淋巴结消失,肺内病灶缩小 90%,最佳疗效评价为 PR。

2021 年 11 月患者偶觉有头部刺痛,颅内 2 枚转移病灶较前略增大,肝内新发病灶,较大者直径近 2 cm。腰椎穿刺脑脊液细胞学检查仍见可疑异型细胞。总体疗效评价为 PD。血液基因检测结果示:$ALK-EML4$ 融合,未发现新靶点。二线更换劳拉替尼 100 mg,口服,qd,3 个月后因肝内病灶再次增大、增多,停用劳拉替尼。2022 年 4 月开始行三线治疗:培美曲塞＋顺铂＋贝伐珠单抗＋卡瑞利珠单抗。2022

年 7 月疗效评价为 SD。5 个疗程后(2022 年 9 月)出现头痛加重,双下肢麻木,右侧较明显,伴食欲下降、乏力,复查见左额叶转移灶较前增大,左额叶、脊膜多处新发强化结节;肝内、肾上腺病灶、肝门淋巴结均较化疗前明显增大;腰椎穿刺脑脊液压力 180 mmH$_2$O,可见腺癌细胞。疗效评价为 PD。肝脏穿刺病理符合肺癌转移,基因检测示 *ALK-EML4* 融合,*MET* 扩增。2022 年 10 月起开始四线治疗:克唑替尼 250 mg,口服,bid。1 周左右患者头痛、下肢麻木逐渐好转,下肢水肿消失。克唑替尼治疗 2 个月后复查:颅内、肝脏病灶、脊膜结节明显缩小,疗效评价为 PR。2023 年 3 月(克唑替尼治疗后 5 个月)患者出现数次癫痫发作,右下肢无力,不能行走。影像学检查与 2022 年 12 月相比,原有病灶再次增大,肝脏出现新发病灶,疗效评价为 PD。更换治疗方案行五线治疗:赛沃替尼 400 mg qd + 塞瑞替尼 450 mg,口服,qd。2 周后因多处皮肤剥脱、食欲减退等不良反应未继续抗肿瘤治疗。2023 年 4 月中旬因肿瘤进展死亡。

◈ 14.2 临床特征归纳

(1) 患者,女,44 岁起病。

(2) 初始症状为右足踝麻木,伴阵发性头痛、乏力、胸闷、声音嘶哑。

(3) 影像学检查发现肿瘤全身广泛转移。

(4) 头颅及脊椎 MR 检查发现脑脊膜可疑强化,脑脊液细胞学检查见可疑异型细胞,诊断为脑膜转移可能。

（5）淋巴结穿刺活检病理报告示肺低分化腺癌，*ALK -EML4* 融合。

（6）一线塞瑞替尼治疗，最佳疗效为 PR，PFS 为 24 个月。

（7）塞瑞替尼治疗过程中发现脑转移灶略增大及肝脏新发病灶，血液基因检测仍为原有的 *ALK - EML4* 融合。

（8）二线更换为劳拉替尼口服，症状无缓解，PFS 3 个月。三线化疗＋免疫＋抗血管生成治疗，PFS 5 个月。

（9）肝穿刺组织基因检测到除原有的 *ALK - EML4* 融合变异外，出现继发 *MET* 扩增。四线克唑替尼靶向治疗，神经系统及全身症状明显缓解，PFS 5 个月。五线靶向治疗赛沃替尼 400 mg，口服，qd＋塞瑞替尼 450 mg，口服，qd，后因不良反应而未再治疗。OS 为 43 个月。

◇ 14.3 诊疗经过讨论

● *ALK* 阳性的 NSCLC 患者容易发生脑膜转移，治疗选择更棘手。

ALK 阳性的 NSCLC 患者发生脑膜转移的概率约为 10%，且诊断时中枢神经系统症状、颅内肿瘤负荷往往高于 *EGFR* 阳性患者。目前关于 *ALK* 融合基因阳性脑膜转移治疗的研究仍然很少。ALK 抑制剂（ALKi），包括阿来替尼[1]、布格替尼[2]、劳拉替尼[3]、克唑替尼[4]，已经在脑转移患者中显示出临床活性。然而，在大多数试验中，对颅内疾病的评

估是一个次要的终点。而且由于这些试验中也包括了最近接受过脑部放疗的患者,因此 ALKi 的颅内活性可能会受到脑部放射的干扰。活动性脑转移患者往往被排除参加临床试验。塞瑞替尼的 ASCEND‑7 研究[5],是专门针对有症状或进展期的脑转移/脑膜转移 ALK 阳性 NSCLC 患者($n=$160 例),其中软脑膜转移患者 18 例。在这些患者中,塞瑞替尼的 DCR 达 66.7%,ORR 为 16.7%,中位 PFS 为 5.2 个月,中位 OS 为 7.2 个月。相比之下,既往治疗方法(包括系统治疗、鞘内注射化疗、放疗和靶向治疗等)带来的中位生存获益仅为 1~3 个月。本例 ALK 融合阳性的肺癌脑、脑膜转移患者经一线赛瑞替尼治疗后,病情明显缓解,PFS 达到 24 个月。后线治疗中,考虑到 ALK 第一代抑制剂克唑替尼可以同时兼顾 MET 扩增,再次为患者延长了高质量的生存时间。

● 患者两次病情进展时,分别选择了血液及肝脏肿瘤组织行 NGS 检测耐药基因,血液中是否存在 MET 扩增漏检的可能性,脑脊液可否作为基因检测的样本?

对于驱动基因阳性的晚期肺腺癌患者,一线靶向药物治疗耐药之后,各大指南均建议再次活检并行基因检测,从而调整治疗方案。但事实上,有时临床上难以获得可供检测的实体肿瘤组织(如中枢神经系统转移病灶出现进展;或肿瘤位置较深,穿刺风险大,甚至需要行创伤更大的手术活检)。此外,穿刺取样本身也存在一定的局限性,如所取标本肿瘤细胞含量较低;或者患者因个人意愿难以接受重复活检采样等。

近几年,液体活检发展迅速,既往有研究表明,可以通过血浆中的 ctDNA 来代替组织活检,从而诊断和监测肿瘤。据报道,存在中枢神经系统转移的患者,脑脊液中的 ctDNA 比在血浆中更多[6]。吴一龙教授团队[7]提出了奥希替尼耐药脑膜转移患者脑脊液特有耐药机制指导后续治疗决策。纳入奥希替尼耐药的 EGFR 突变 NSCLC 脑膜转移患者,收集脑脊液和配对肿瘤及血浆进行 NGS 检测。发现与血浆相比,脑脊液可以检测到更多的特有变异。脑脊液检出 C797S 突变、MET 扩增、细胞周期通路基因变异等,但在配对血浆中未检测到。一项 ALK 重排脑膜转移患者脑脊液 cfDNA 的 NGS 研究[8]也发现,在发生脑膜转移的 ALK 重排 NSCLC 患者中,对于检测靶向基因突变、监测耐药和肿瘤应答,脑脊液 ctDNA 检测同样比血浆更为敏感,显示了与 EGFR 突变研究类似的结果。本中心在临床实践中也发现,对于存在脑脊膜转移的患者,除了组织活检之外,脑脊液也是比血液更好的检测耐药基因的样本。

◈ 14.4 专家点评

驱动基因阳性的肺腺癌患者在病程中发生脑膜转移的概率更高。如果此类患者出现脑实质转移无法解释的颅内高压相关症状(如头痛、呕吐)或视物模糊、听力下降、颈背部疼痛、精神改变、面瘫、步态困难时,需警惕有无脑膜转移的可能。本例患者伴有头痛、肢体活动障碍的临床症状,MRI

检查显示有较特征的脑脊膜转移表现(脑脊膜强化、脊膜结节),强烈提示存在脑膜转移;脑脊液检查见到肿瘤细胞即确立了脑脊膜转移的诊断。一线 TKI 类药物口服后临床症状明显缓解,最终肿瘤缩小 90％且持续 24 个月,这与各项临床研究中所见的 *ALK‐EML4* 融合对 ALK‐TKI 应答相一致。

与 *EGFR* 突变相比,*ALK‐EML4* 融合的检出效率相对略低,基于 RNA 水平的 NGS 检测优于免疫组化、ddPCR 等,耐药后的原因也更复杂。该患者一线塞瑞替尼耐药后,液体活检未寻找到合适靶点,最终在肝转移灶的组织基因检测中发现 *MET* 扩增,对这种继发性 *MET* 扩增使用了克唑替尼,包括脑转移灶、脊膜转移灶均再次达到 PR,再次说明寻找合适的靶点在肺癌全程管理中的必要性。而脑脊液药物浓度不足对脑(脑膜)转移的疗效可能有影响,在该患者诊疗过程中并未明显体现。劳拉替尼失效后,常规剂量的一代 ALK‐TKI 克唑替尼单独使用也能有效,提示在脑膜转移选择药物治疗时,针对合适的靶点治疗比相对高的脑脊液药物浓度更重要。

(作者:季笑宇　点评:周鑫莉)

参考文献

[1] GADGEEL S M, SHAW A T, GOVINDAN R, et al. Pooled analysis

of CNS response to alectinib in two studies of pretreated patients with ALK-positive non-small-cell lung cancer [J]. J Clin Oncol, 2016,34(34):4079 - 4085.

[2] HUBER R M, HANSEN K H, PAZ-ARES RODRÍGUEZ L, et al. Brigatinib in crizotinib-refractory ALK+ NSCLC: 2-year follow-up on systemic and intracranial outcomes in the phase 2 ALTA trial [J]. J Thorac Oncol, 2020,15(3):404 - 415.

[3] SOLOMON B J, BESSE B, BAUER T M, et al. Lorlatinib in patients with ALK-positive non-small-cell lung cancer: results from a global phase 2 study [J]. Lancet Oncol, 2018,19(12):1654 - 1667.

[4] PETERS S, CAMIDGE D R, SHAW A T, et al. Alectinib versus crizotinib in untreated ALK-positive non-small-cell lung cancer [J]. N Engl J Med, 2017,377(9):829 - 838.

[5] CHOW L Q M, BARLESI F, BERTINO E M, et al. ASCEND - 7: efficacy and safety of ceritinib treatment in patients with ALK-positive non-small cell lung cancer metastatic to the brain and/or leptomeninges [J]. Clin Cancer Res, 2022,28(12):2506 - 2516.

[6] YANG H, WEN L, ZHAO C, et al. Cerebrospinal fluid-derived circulating tumor DNA is more comprehensive than plasma in NSCLC patients with leptomeningeal metastases regardless of extracranial evolution [J]. Heliyon, 2022,8(12): e12374.

[7] ZHENG M M, LI Y S, TU H Y, et al. Subsequent treatments beyond progression on osimertinib in EGFR-mutated NSCLC and leptomeningeal metastases [J]. BMC Med, 2022,20(1):197.

[8] ZHENG M M, LI Y S, JIANG B Y, et al. Clinical utility of cerebrospinal fluid cell-free DNA as liquid biopsy for leptomeningeal metastases in ALK-rearranged NSCLC [J]. J Thorac Oncol, 2019,14(5):924 - 932.

15 鞘内注射化疗后线治疗 EGFR - TKI 耐药肺癌脑膜转移

◈ 15.1 病史摘要

━ 基本病史 ━

患者,男,71 岁,因"左肺腺癌术后 18 个月,头痛伴言语不清半月"于 2020 年 10 月 9 日入院。患者 2019 年 2 月以咳嗽、咯血起病,检查发现左肺占位性病变,2019 年 2 月 15 日患者在华山医院接受"左肺肺癌根治手术"。术后病理报告示腺癌,直径 1.5 cm,部分呈大细胞癌,胸膜见肿瘤累及,3A 组 3 枚淋巴结及 5、6 组 3 枚淋巴结转移。术后诊断:左肺腺癌,$pT_2N_2M_0$,ⅢA 期,*EGFR exon21 L858R* 突变。2019 年 2 月 25 日当地医院给予吉非替尼 250 mg/d 辅助靶向治疗至 2020 年 1 月,服药期间无明显不良反应。2020 年 1 月 29 日突发晕倒、言语不清,头颅 MRI 提示颅内多发性结节,诊断肺癌脑转移。2020 年 2 月 4 日起当地医院给予奥希替尼 160 mg/d＋安罗替尼 12 mg/d 治疗。2020 年 3 月发现肝转氨酶升高,食欲下降,故奥希替尼减量至 80 mg/d,安罗替尼减量至 8 mg/d,复查颅内病灶明显缩小、消失,患者意识明显好转,疗效评价为 PR。2020 年 9 月患者再次出现明显头痛,言语不清;9 月 27 日肺 CT 示双肺条索状病灶及双肺结节,与 2020 年 7 月 26 日 CT 检查结果相仿。10 月 1 日头颅 MRI 示右枕叶及右顶叶软脑膜强化病灶。

──入院体格检查──

ECOG PS 2 分,轮椅推入院,神志欠清,对答不切题,查体不配合,双瞳正常大小、对光反射灵敏,颈项强直,双肺未闻及干、湿啰音,病理征阴性。

──入院后实验室及影像学检查──

2020 年 10 月 9 日入院后行腰椎穿刺:脑脊液压力 180 mmH$_2$O,无色清亮,白细胞计数 10×10^6/L,蛋白质 759 mg/L,葡萄糖 3.8 mmol/L,氯化物 120 mmol/L,CEA 157 ng/mL,脑脊液中找到大量肿瘤细胞,符合转移性腺癌。脑脊液液体活检 NGS 检测发现 *EGFR exon 21 L858R* 突变(丰度:77.5%),*ERBB2* 扩增(扩增拷贝数:3.36)。血 CEA 63 ng/mL。

──入院后诊疗经过──

2020 年 10 月 17 日和 11 月 16 日给予化疗(培美曲塞 850 mg,第 1 天+顺铂 100 mg,第 1 天+贝伐珠单抗 1 000 mg,第 1 天,每 3 周重复 1 次)×2 周期,并继续口服奥希替尼 160 mg/d。第 1 周期化疗后头痛、言语不清症状好转,步态稍不稳;第 2 周期治疗后 12 月 19 日复查头颅 MRI 提示右枕叶及

右顶叶软脑膜强化范围较 2020 年 10 月 1 日缩小(图 15-1),
疗效评价为 PR(表 15-1)。

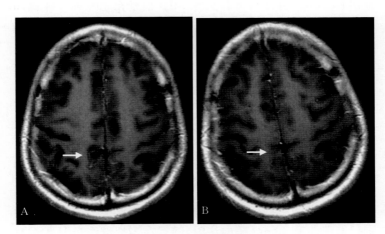

图 15-1 肺腺癌脑膜转移

右枕叶软脑膜强化范围经治疗后缩小。A. 治疗前;B. 治疗后。

表 15-1 患者疗效评价

周期数	头痛及言语不清	ECOG PS	脑部病灶	脑脊液 CEA (ng/mL)	疗效评价
治疗前基线	明显	2	右枕叶及右顶叶软脑膜强化	157	/
2	改善	1	右枕叶及右顶叶软脑膜强化范围缩小	/	PR
4	改善	1	左顶叶缺血灶	133	SD

ECOG PS:美国东部肿瘤协作组体能状态评分;CEA:癌胚抗原;SD:病情稳定;
PR:部分缓解。

2020 年 12 月 29 日患者头痛再次加重,伴双下肢乏力,步态不稳,言语不清,当地医院给予甘露醇对症治疗未见明显缓解。2021 年 1 月 6 日头颅 MRI 检查提示左顶叶缺血灶可能,脑萎缩改变;腰椎穿刺示脑脊液压力 130 mmH$_2$O,脑脊液 CEA 198 ng/mL。血 CEA 93 ng/mL。2021 年 1 月 6 日及 11 日分别行培美曲塞 30 mg 鞘内注射。治疗后患者多动、躁动较前改善,对答能力较前部分改善,步态不稳较前明显改善。2021 年 3 月 13 日复查头颅 MRI 示与前片(2021 年 1 月 6 日)大致相仿。脑脊液压力 135 mmH$_2$O,脑脊液色清,白细胞计数 2×10^6/L,蛋白质 379 mg/L,葡萄糖 4.0 mmol/L,氯化物 128 mmol/L,脑脊液 CEA 133 ng/mL。血 CEA 41.9 ng/mL。疗效评价为 SD(见表 15-1)。2021 年 3 月 18 日及 22 日分别行培美曲塞 40 mg 鞘内注射,随后在当地继续口服奥希替尼 160 mg/d。电话随访患者死亡时间为 2022 年 2 月。

◈ 15.2 临床特征归纳

(1) 患者,男,70 岁时接受左肺腺癌根治术,病理为腺癌,pT$_2$N$_2$M$_0$,ⅢA 期,*EGFR exon 21 L858R* 突变,术后吉非替尼辅助靶向治疗。

(2) 辅助靶向治疗第 12 个月时突然晕倒伴言语不清,影像学检查见多发性脑结节,给予奥希替尼联合安罗替尼治疗达到 PR,PFS 为 7 个月。

(3) 再发头痛、言语不清症状后,影像学检查示右枕叶及右顶叶软脑膜强化病灶,脑脊液中找到腺癌细胞,证实为脑膜转移,培美曲塞+顺铂+贝伐珠单抗+奥希替尼治疗后再次获得 PR, PFS 为 2.5 个月。

（4）再次进展后,培美曲塞鞘内注射 4 次及奥希替尼口服维持,神经系统症状再次获得明显改善,生存时间为 13 个月。脑转移后的 OS 为 24.5 个月。

◆ 15.3 诊疗经过讨论

肺腺癌脑膜转移是一种高度致命的并发症,其治疗选择相对有限,尤其是在驱动基因阴性的肺腺癌脑膜转移及 TKI 耐药的肺腺癌脑膜转移情况下,预后非常不乐观。化疗作为一种常用的治疗手段,在治疗肺癌脑膜转移领域已经进行了诸多尝试。

研究发现,与未接受培美曲塞治疗的患者相比,软脑膜转移患者在接受培美曲塞治疗后的生存时间显著延长[1]。近年来,关于培美曲塞鞘内注射治疗肺癌脑膜转移的研究取得了一定的成果。我们复习了文献中培美曲塞鞘内注射治疗肺癌脑膜转移的效果,包括剂量、疗效及主要不良反应的发生率和处理方法[2-4]。

在众多研究中,培美曲塞鞘内注射的推荐剂量（recommended dose, RD）为 10~50 mg。其中一项研究中最大耐受剂量（maximum tolerated dose, MTD）为 10 mg,另一项研究中 RD 为 30 mg,还有一项研究中 RD 为 50 mg。疗效方面,不同研究显示,ORR 为 31%~84.6%,DCR 为 54%~82.6%,中位 PFS 为 6.3 个月,中位 OS 为 9.0~9.5 个月。

在主要不良反应及处理方面,大部分患者的不良反应较轻,最常见的为骨髓抑制(30%)。其他剂量限制性毒性(dose limiting toxicity,DLT)包括根神经炎和肝转移酶升高。经过对症治疗后,不良反应得以恢复正常。为了应对骨髓抑制,一项研究修订了治疗方案,在开始治疗时给予患者维生素 B_{12} 和叶酸补充剂,从而实现了良好的骨髓抑制控制。

综合以上信息,可以看出培美曲塞作为鞘内注射治疗肺癌脑膜转移的方法,在可行的剂量范围内展现出了可控的毒性和良好的疗效。这些研究成果为后续临床试验铺平了道路,并为难治性肺癌脑膜转移患者提供了一种有益的治疗选择。

◈ 15.4 专家点评

本例肺癌患者在一代 EGFR - TKI 辅助靶向治疗期间发生脑实质转移,更换三代 TKI 并联合抗血管生成治疗后脑实质转移缩小的情况下发生了脑膜转移,此时面临的问题是颅外没有复发,靶向药物已经难以再通过加量来继续获益,所幸患者对培美曲塞＋顺铂化疗敏感,这构成了脑膜转移再进展时培美曲塞鞘内给药的先决条件。目前脑膜转移鞘内给药已经不仅限于化疗药物,大分子单抗例如曲妥珠单抗用于乳腺癌脑膜转移、PD - 1 单抗用于黑色素瘤脑膜转移均已有文献报道。

鞘内给药的方式用于脑膜转移往往为肿瘤的末线治疗,缺乏设计良好的相应临床研究来筛选出合适鞘内注射的患者、规范的鞘内注射给药剂量、频次及持续时间。该患者 2 个月内 4 次鞘内给药,给药后的 1 周内脑膜转移症状明显改善,但由于鞘内给药的便捷性差,患者依从性差,未能持续使用。自鞘内给药起,患者后续生存的 13 个月期间未出现鞘内注射相关的神经根炎或局部粘连梗阻。基于良好的安全性,建议开展多中心临床研究,规范鞘内注射在脑膜转移中的应用。

(作者:林浩　点评:周鑫莉)

参考文献

[1] CHOI M H, KEAM B, OCK C Y, et al. Pemetrexed in the treatment of leptomeningeal metastasis in patients with EGFR-mutant lung cancer [J]. Clin Lung Cancer, 2019,20(4):e442-e451.

[2] LI H Y, ZHENG S N, LIN Y J, et al. Safety, pharmacokinetic and clinical activity of intrathecal chemotherapy with pemetrexed via the ommaya reservoir for leptomeningeal metastases from lung adenocarcinoma: a prospective phase I study [J]. Clin Lung Cancer, 2023,24(2):e94-e104.

[3] PAN Z Y, YANG G Z, CUI J W, et al. A pilot phase 1 study of intrathecal pemetrexed for refractory leptomeningeal metastases from non-small-cell lung cancer [J]. Front Oncol, 2019,30,9:838.

[4] FAN C J, ZHAO Q Y, LI L, et al. Efficacy and safety of intrathecal pemetrexed combined with dexamethasone for treating tyrosine kinase inhibitor-failed leptomeningeal metastases from EGFR-mutant NSCLC-a prospective, open-label, single-arm phase 1/2 clinical trial (Unique Identifier: ChiCTR1800016615) [J]. J Thorac Oncol, 2021, 16(8):1359-1368.

16 脑室-腹腔分流术治疗难治性肺癌脑膜转移

16.1 病史摘要

——基本病史——

患者,男,49 岁。2012 年 2 月诊断为肺腺癌ⅢB 期,用培美曲塞＋顺铂化疗获得 PR;培美曲塞维持至 2015 年 4 月。2016 年 8 月肺内病灶增大,血液基因检测发现 $EGFR\ 19$ 缺失突变,先后给予凯美纳、奥希替尼和肺部病灶放疗,奥希替尼联合化疗(具体不详)等治疗。

2019 年 1 月患者出现头痛,伴恶心、呕吐,停奥希替尼,改 AZD3759 后无效;甘露醇起初可缓解头痛,但效果逐渐减弱。腰椎穿刺测量脑脊液压力 $>300\ mmH_2O$,脑脊液中可见大量恶性细胞(彩图 32)。诊断为右肺腺癌 $rT_4N_0M_1$(脑膜),Ⅳ期。

——入院后诊疗经过——

2019 年 3 月 1 日起给予紫杉醇白蛋白结合型 200 mg,第

1、8 天＋贝伐珠单抗 1 000 mg,第 1 天,化疗 1 次,头痛等继续加重,并出现视物重影。2019 年 3 月 20 日患者突感左侧肢体麻木,体格检查发现眼睑下垂、瞳孔扩大、嗜睡;头颅 CT 提示脑室扩大;头颅 MRI 增强示广泛软脑膜强化,提示脑膜转移。甘露醇、地塞米松、甘油果糖等脱水治疗后意识可短暂恢复,但仍反复浅昏迷,晕厥 2 次,3 月 21 日神经外科行急诊脑室-腹腔(VP)分流术。术后患者头痛明显好转,逐渐停用甘露醇。

2019 年 4～6 月化疗:贝伐珠单抗 1 000 mg,第 1 天＋紫杉醇白蛋白结合型 400 mg,第 1 天＋顺铂 130 mg,第 1 天,每 3 周重复 1 次,并联合纳武利尤单抗 200 mg,每 2 周 1 次,患者头痛基本消失,偶有头晕、头胀,四肢肌力、精神状态明显改善,可独立生活。3 次化疗后复查,MRI 检查见脑室及软脑膜强化与前相似,脑脊液中仍见肿瘤细胞。疗效评价为 SD。

2019 年 6 月起出现间断性头部隐痛、食欲下降、言语含糊、计算能力减退、偶伴逻辑障碍、下肢肌力减退、走路不稳,并有幻听、幻视、对答不切题。腰椎穿刺脑脊液中见大量淋巴细胞,血免疫性脑炎抗体均阴性,头颅 MRI 增强与前相仿。需考虑 PD-1 相关免疫性脑炎,但依据不足。2019 年 6 月 26 日暂停免疫治疗,原方案化疗 1 次,地西泮、奥氮平对症治疗,患者精神症状一度有所好转。2019 年 7 月 13 日起再次出现言语混乱加重,幻觉,7 月 18 日癫痫发作 1 次。肺 CT 检查提示肺内病灶增大增多,脑脊液中肿瘤细胞增加,疗效评价为 PD。血自身免疫性脑炎抗体阴性,脑电图检查提示异常脑电图。神经内科会诊后考虑 PD‐1 相关性免疫性脑炎不能排除。7 月 20 日起甲泼尼龙 500 mg qd＋静脉注射丙种球蛋白 25 g qd×5 d 治疗,但症状逐渐加重,出现浅昏迷、大小便失禁。7 月 29 日家属放弃积极治疗,回当地对症处理。2019 年 9 月初患者死亡。

◆ 16.2 临床特征归纳

(1) 患者,男,49 岁时诊断为肺腺癌ⅢB 期,*EGFR 19del* 突变。

(2) 培美曲塞＋顺铂化疗获得 PR 后培美曲塞维持治疗,PFS 达 38 个月。进展后先后给予凯美纳、奥希替尼和肺部放疗,肺局部病灶反复,但未见远处转移。

(3) 2019 年 1 月(二线治疗后 29 个月)出现头痛,影像学检查未见脑和脑膜异常,但脑脊液中找到肿瘤细胞。AZD3759 治疗近 2 个月及紫杉醇白蛋白结合型联合贝伐珠单抗治疗 1 个疗程无效,神经系统症状明显加重。MRI 见脑室扩大、脑膜强化。

(4) VP 分流术后颅内高压症状明显缓解。

(5) VP 分流术后以原化疗方案联合纳武利尤单抗免疫治疗,3 个月后患者出现神经精神症状并逐渐加重;停止 PD‐1 单抗免疫治疗后神经精神症状仍进一步加重,大剂量糖皮质激素和丙种球蛋白治疗无效,并见肺部肿瘤病灶增大;VP 分流术后 5 个半月患者死亡。

◆ 16.3 诊疗经过讨论

一项回顾性研究[1]显示：VP分流术可以将脑膜转移患者的中位OS由1.95个月延长到6.21个月（$P=0.0012$）。对于脑室扩大、颅内高压明显、无脑脊液梗阻的患者，建议进行脑室外引流或VP分流术。患者多线治疗后出现脑膜转移、颅内高压症状体征明显、脱水剂无法缓解，紧急行VP分流后症状明显改善。

对PD-1单抗神经系统不良反应发生率的报道相对较少，一项包括59项临床研究涉及920例患者的回顾性调查分析表明，PD-1抑制剂致神经系统不良反应的发生率为6.1%[2]。Spain等[3]与Zimmer等[4]两项研究报道表明，在接受免疫检查点抑制剂（ICI）治疗发生神经系统不良反应的患者中，分别有80%和75%的患者发生于接受免疫疗法的前4个月内。由此可见，神经系统的不良反应多发生于患者ICI治疗的诱导阶段。脑膜炎较难与肿瘤脑膜播散鉴别，可通过脑和脊髓MRI及脑脊液检查，了解脑脊液白细胞计数、蛋白质、葡萄糖、氯化物水平；腰椎穿刺脑脊液检查可提示细胞数及蛋白质定量升高，以淋巴细胞升高为主，但脑膜转移亦会有类似变化，故单凭脑脊液检查很难区分。在除外细菌或病毒感染后，应用大剂量糖皮质激素、大剂量丙种球蛋白或其他免疫抑制剂，可以明显改善免疫性脑炎症状。PD-1抑制剂相关神经系统免疫相关不良反应如果治疗不当，可能危及患者生命，因此早期识别、早期治疗至关重要。

脑膜转移免疫治疗患者出现精神神经症状加重，脑转移进展和免疫性脑炎有时很难鉴别。该患者 PD‐1 抑制剂治疗 2～3 个月后出现精神症状,病情快速进展,免疫相关性脑炎需考虑,但患者停免疫治疗后症状未缓解,大剂量糖皮质激素冲击、丙种球蛋白治疗无效,自身免疫性脑炎抗体均阴性,头颅 MRI 未见免疫性脑炎表现,因此不支持免疫性脑炎的诊断。且患者肺部病灶增大,脑脊液中见肿瘤细胞增多,同时合并肿瘤进展,导致治疗效果差。

◆ 16.4　专家点评

本例为 *EGFR 19 del* 突变的ⅢB期肺腺癌患者,一线化疗后 PFS 长达 38 个月以上,后续经过多种靶向药物和化疗及肺部病灶的放疗,29 个月后发生甘露醇难以缓解的头痛,影像学检查没有发现脑实质和脑膜的异常,在进行腰椎穿刺脑脊液细胞学检查后才诊断肺腺癌脑膜转移。因此,在肿瘤患者特别是肺癌和乳腺癌、恶性黑色素瘤等患者出现不明原因的神经精神症状时,需考虑脑实质和脑膜转移的可能。如果脑 MRI 没有发现脑部异常,也不能否定脑膜转移的存在,必须进行脑脊液细胞学检查。对于脑脊液细胞学检查,需遵守"3‐10‐30 原则",以提高肿瘤细胞阳性检出率(详见第 1 章"脑脊液细胞学诊断"相关内容)。

本例在确诊脑膜转移癌前后给予了 AZD3759 靶向药物治疗近 2 个月及化疗 1 个疗程,神经精神症状继续加重,同时 MRI 见脑室扩大、脑膜强化,在紧急施行 VP 分流术后,症状很快改善,再次证明了 VP 分流术在降低颅内压、改善症状、挽救生命中的重要性。因此,在预计药物难以很快控制肿瘤,并已经或即将出现危及生命的症状时,必须立即实行 VP 分流术或者 Ommaya 囊植入术,以引流脑脊液,降低颅内压,为后续的药物治疗争取时间。

本例在 VP 分流术后症状明显改善,维持接近正常人的生活状态 3 个月,虽进行了化疗联合 PD-1 单抗免疫治疗,但其后神经精神症状仍然进行性加重,其间虽然怀疑存在 PD-1 单抗诱发的自身免疫性脑炎的可能性,并给予了大剂量糖皮质激素和丙种球蛋白,却没有缓解症状,并且多次检测自身免疫性脑炎相关抗体均为阴性,再加上 CT 证实肺部病灶增大,同时脑脊液中肿瘤细胞数增多(脑脊液中的肿瘤细胞数的变化,不能作为疗效评价的依据,除非完全看不到肿瘤细胞时可以作为判断病情好转的一个指标),因此综合判断,本例终末期的神经精神症状急剧恶化以致死亡,是由肿瘤进展所致,而不是 PD-1 单抗引起的自身免疫性脑炎。

（作者:詹琼　点评:梁晓华）

参考文献

[1] SU Y H, CHIANG C L, YANG H C, et al. Cerebrospinal fluid diversion and outcomes for lung cancer patients with leptomeningeal carcinomatosis [J]. Acta Neurochir (Wien), 2022,164(2):459-467.

[2] CUZZUBBO S, JAVERI F, TISSIER M, et al. Neurological adverse events associated with immune checkpoint inhibitors: review of the

literature [J] Eur J Cancer, 2017,73:1 - 8.

[3] SPAIN L, WALLS G, JULVE M, et al. Neurotoxicity from immune-checkpoint inhibition in the treatment of melanoma: a single centre experience and review of the literature [J]. Ann Oncol, 2017,28(2): 377 - 385.

[4] ZIMMER L, GOLDINGER S M, HOFMANN L, et al. Neurological, respiratory, musculoskeletal, cardiac and ocular side-effects of anti-PD - 1 therapy [J]. Eur J Cancer, 2016,60:210 - 225.

[5] FAJE A. Immunotherapy and hypophysitis: clinical presentation, treatment, and biologic insights [J]. Pituitary, 2016,19(1):82 - 92.

17 脑室-腹腔分流术后奥希替尼治疗易瑞沙耐药后 *T790M* 阴性肺癌脑膜转移

◇ **17.1 基本病史**

患者,女,于 2014 年 4 月(75 岁)体检发现左肺占位性病变,行左肺下叶背段切除术。病理报告示:腺癌,$pT_{1b}N_1M_0$,ⅡB 期。术后用培美曲塞+顺铂方案化疗 4 次,有明显恶心、呕吐。定期复查未见明显异常。2016 年 7 月患者出现咳嗽、咳痰,影像学示左侧肺门占位性病变,左枕叶占位性病变,考虑复发转移。2016 年 8 月再次行前方案化疗 4 次,自诉肺内及脑病灶缩小。因化疗后消化道反应明显,患者未继续化疗。2017 年 2 月肺手术标本基因检测发现 *EGFR L858R* 突变。2017 年 3 月起给予易瑞沙靶向治疗,2017 年 6~12 月定期复查见肺内病灶、脑病灶均缩小,最佳疗效为 PR。2018 年 2 月因口唇、黏膜干燥、皮疹等不良反应患者自行停用易瑞沙。2018 年 3 月影像学检查发现右侧额叶新发占位,肺内病灶稳定。遂继续口服易瑞沙,并行右额叶病灶伽马刀治疗。2018 年 12 月复查见肺及脑病灶增大,考虑病情进展。家属拒绝肺穿刺活检,2018 年 12 月血液 NGS 检测提示 *EGFR*、

ALK、*ROS1* 均为野生型。因既往消化道不良反应,2018 年 12 月至 2019 年 3 月用安维汀＋培美曲塞治疗 4 次。2019 年 6 月复查,右额叶、左三角区出现新发占位性病变,肺内病灶稳定。因患者拒绝化疗,2019 年 8 月及 9 月行脑病灶伽马刀治疗。2019 年 9 月影像学检查示左肺门结节及两肺多发性结节增大,脑部病灶稳定,总体疗效评价为 PD。考虑患者已停化疗半年,2019 年 9~10 月继续安维汀＋培美曲塞治疗 2 个疗程,因化疗后乏力及恶心、呕吐未再至医院评估及治疗。2020 年 2 月起患者出现头晕、头痛加重伴恶心、呕吐,影像学检查示双肺病灶增大,脑病灶稳定,脑室明显扩张。2020 年 3 月伽马刀医院考虑患者有颅内高压,行 VP 分流术,术后患者头晕及恶心、呕吐好转,至我科就诊。

——入院体格检查——

ECOG PS 1 分,神清,视野无缺损,对光反射正常,颈部无抵抗,全身浅表淋巴结无肿大,双肺呼吸音清,腹软,无压痛、反跳痛,四肢肌力、肌张力正常,病理征阴性。

——入院后实验室及影像学检查——

2020 年 3 月 27 日、2022 年 8 月 27 日和 2023 年 3 月 23 日影像学检查见图 17-1 和图 17-2。送检脑脊液中见肿瘤细胞,考虑脑膜转移,家属拒绝肺穿刺取病理组织,脑脊液基因检测 *EGFR L858R* 突变,*T790M* 阴性。

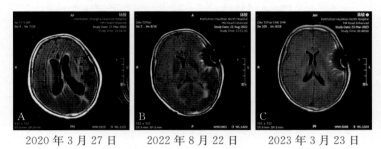

2020 年 3 月 27 日　　　2022 年 8 月 22 日　　　2023 年 3 月 23 日

图 17-1　肺腺癌脑膜转移

VP 分流术前后脑室扩张变化。

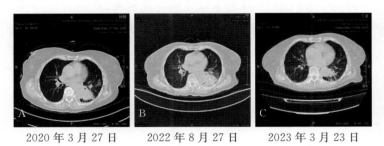

2020 年 3 月 27 日　　　2022 年 8 月 27 日　　　2023 年 3 月 23 日

图 17-2　肺腺癌左肺病灶大小变化

━ 入院后诊疗经过 ━

因患者强烈反对化疗,2020 年 4 月起每天口服奥希替尼 80 mg。自诉定期复查,病情稳定。2022 年 5 月偶有头晕,无其他不适。2022 年 8 月复查头颅 MR 示脑病灶稳定,脑室无明显扩张,胸部 CT 见左肺病灶增大,脑脊液中仍见肿瘤细胞,考虑颅内病情稳定,肺内进展。家属仍不考虑行姑息化疗,2022 年 8 月 26 日给予左下肺肿块放射性粒子植入治疗,继续奥希替尼靶向治疗至今,末次随访时间 2023 年 3 月 23 日,患者无明显头痛、头晕、恶心、呕吐、视物模糊等不适,影像学提示肺内病灶继续缩小,脑病灶稳定,疗效评价为 SD。

17.2 临床特征归纳

(1) 患者,女,初起病时 75 岁。

(2) 肺腺癌根治术后($pT_{1b}N_1M_0$,ⅡB 期,*EGFR L858R* 突变)辅助化疗 4 次。

(3) 术后 28 个月发生肺及脑实质转移,先后行化疗、靶向治疗、放化疗联合抗血管生成药物治疗,最佳疗效 PR,其间因化疗消化道及皮肤不良反应而用药不规律,44 个月后出现脑膜转移,经 VP 分流术迅速缓解颅内高压症状,后续服用奥希替尼已超过 36 个月,脑部病灶一直稳定,肺部病灶缓慢增大,给予局部放射性粒子植入治疗后得到控制。

17.3 诊疗经过讨论

患者肺癌术后 2 年复发转移,先后行化疗、靶向治疗、放化疗及抗血管生成等治疗,最佳疗效 PR,44 个月后出现明显头痛、头晕、恶心、呕吐、意志减退等颅内高压症状危及生命,此时行 VP 分流术(见图 17-1)可降低颅内压、缓解颅内高压症状,为后续抗肿瘤治疗争取更多时间及机会。患者行 VP 分流术后脑脊液中见肿瘤细胞,确诊脑膜转移。

那么对 EGFR-TKI 耐药 *T790M* 阴性脑膜转移的

NSCLC 患者应如何做临床决定？首先，需积极寻找耐药原因，肿瘤组织是否存在其他旁路激活如 *MET*、*HER2*、*BRAF* 等突变，此患者拒绝肺穿刺获取组织标本，遂行脑脊液基因检测，结果提示 *EGFR L858R* 突变，*T790M* 阴性，因此无相应靶向药物治疗，那么下一步应如何抉择呢？Ⅳ期 *EGFR* 敏感突变患者对靶向药物耐药后广泛进展但一般状态较好，如果未发现 *T790M* 突变，推荐以铂类化疗为主的方案，PFS 为 4～5 个月[1,2]。ORIENT-31 Ⅲ期随机对照研究在 EGFR-TKI 耐药的 *T790M* 阴性 NSCLC 患者中，化疗联合免疫治疗±贝伐珠单抗较化疗可延长中位 PFS(6.9 个月 *vs* 4.3 个月)，ORR 为 44％[3]。家属当时考虑患者高龄化疗耐受性差而强烈拒绝化疗。对体能状况较差或无法耐受化疗或强烈拒绝化疗的患者，TREM 研究在接受至少 1 种 EGFR-TKI 治疗失败后的 *EGFR* 突变 NSCLC 患者中，无论是否为 *T790M* 状态，都给予奥希替尼治疗。*T790M* 阴性突变患者的 ORR 为 28％，PFS 为 5.1 个月，伴脑转移的 ORR 为 33％[4]。WJOG790L 单臂Ⅱ期研究[5]提示一/二代 EGFR-TKI(既往接受过铂类化疗)治疗进展的 *EGFR* 突变率为 54.1％。与家属沟通后，2020 年 4 月考虑尝试奥希替尼 80 mg/d 治疗，后头痛、头晕症状改善，其间肺内病灶增大(见图 17-2)，给予加用局部放射性粒子治疗，最终脑膜转移后 PFS＞34 个月。为何 *T790M* 阴性脑膜转移患者仍会从奥希替尼获益，其原因可能是"*T790M* 阴性"的最终判断需更多临床标本的相互验证，若 *T790M* 基因检测标本(血液、脑脊液或组织)可能会因为检测灵敏度的问题存在假阴性，也可能由于操作不当、组织样本中肿瘤细胞含量太少、不同部位肿瘤的异质性等原因导致 *T790M* 假阴性。

在临床上若 EGFR－TKI 耐药后血液标本、组织标本及其他标本均提示 *T790M* 阴性，选择奥希替尼单药治疗时应更为慎重，其治疗疗效仍需更多探索。

◈ 17.4 专家点评

本例肺腺癌在术后 2 年余时发生肺和脑转移，基因检测发现存在 *EGFR L858R* 突变，经一代 TKI 治疗后很快达到 PR，服药 1 年后因皮疹和口唇、黏膜干燥而停药，但是停药 1 个月后检查即发现脑部新发病灶，推测脑部病灶在 TKI 药物治疗期间已经出现，与停药没有关系。在肺部病灶稳定的情况下，继续口服靶向药物并联合脑部立体定向放疗（伽马刀）的方法应作为首选治疗策略。在此阶段可以用血液检测基因以了解是否出现新的基因突变，以选择更合适的靶向药物。

术后将近 4 年时患者发生脑膜转移，表现为脑室扩张和明显的颅内高压症状，此时选择 VP 分流术，迅速缓解了颅内高压症状，为后续的药物治疗赢得了机会，这是一个关键的抉择，直接决定了患者的生死，同时通过脑脊液细胞学检查也确立了肺腺癌脑膜转移的诊断。

在 VP 分流术后的药物治疗存在多种选择（化疗药物、靶向药物、抗血管生成药物及这些药物的不同组合）。如已经发生脑转移或者脑膜转移，抗肿瘤药物的选择应侧重于药物本身的抑瘤活性,而不用过多考虑药物的血脑屏障通透性,因为此时脑部转移瘤的血管是肿瘤新生血管,与正常脑组织的血管结构存在差异,缺乏完整的血脑屏障结构,药物可以进入脑组织。药物也可以通过蛛网膜的脉络膜丛分泌进入脑脊液中。本例患者高龄,家属坚决拒绝化疗,因此靶向药物成为首选,但是脑脊液基因检测只发现 *EGFR L858R* 突变。在一代 TKI 耐药后仍然只有原初的基因突变情况下,更换三代靶向药物的有效率很低,通常不建议这种治疗策略。本例在停止一代 TKI 药物治疗后进行了不规律的化疗和抗血管生成药物治疗及伽马刀治疗,一代 TKI 的停药时间已经长达 40 个月,肿瘤细胞可能又恢复了对靶向药物的敏感性,另外也不排除确实存在 *EGFR T790M* 突变但没有检测出来的情况。因此在没有其他药物可选择的情况下,可以尝试使用三代靶向药物,也许也会像本例一样有出人意料的效果。

(作者:王清　点评:梁晓华)

参考文献

[1] 中国临床肿瘤学会指南工作委员会.中国临床肿瘤学会(CSCO)非小细胞肺癌诊疗指南 2022[M].北京:人民卫生出版社,2022.

[2] MOK T S K, KIM S W, WU Y L, et al. Gefitinib plus chemotherapy versus chemotherapy in epidermal growth factor receptor mutation-positive non-small-cell lung cancer resistant to first-line gefitinib (impress): overall survival and biomarker analyses [J]. J Clin Oncol, 2017,35(36):4027 - 4034.

［3］LU S，WU L，JIAN H，et al. Sintilimab plus bevacizumab biosimilar IBI305 and chemotherapy for patients with EGFR-mutated non-squamous non-small-cell lung cancer who progressed on EGFR tyrosine-kinase inhibitor therapy（ORIENT‒31）：first interim results from a randomised，double-blind，multicentre，phase 3 trial［J］. Lancet Oncol，2022，23(9):1167‒1179.

［4］EIDE I J Z，HELLAND Å，EKMAN S，et al. Osimertinib in T790M-positive and-negative patients with EGFR mutated advanced non-small cell lung cancer（the TREM study）［J］. Lung Cancer 2020，143:27‒35.

［5］TAKEDA M，SHIMOKAWA M，NAKAMURA A，et al. A phase Ⅱ study（WJOG12819L）to assess the efficacy of osimertinib in patients with EGFR mutation-positive NSCLC in whom systemic disease（T790M-negative）progressed after treatment with first-or second-generation EGFR TKIs and platinum-based chemotherapy［J］. Lung Cancer，2023，177:44‒50.

18 抗血管生成联合免疫和化疗 治疗非小细胞肺癌脑膜转移

◈ 18.1 病史摘要

── 基本病史 ──

患者,男,76岁,因"左肺肺癌术后2年,右眼睑下垂1月余"于2022年9月2日入院。2020年8月30日患者因"体检发现左肺结节"行"左肺肺癌根治术"。术后病理报告示:(左肺)腺癌Ⅱ级,癌组织紧靠胸膜下,脉管癌栓(+),淋巴结0/22(+)。ARMS法行基因检测示 *EGFR*、*ALK*、*ROS1* 野生型。术后诊断:左肺腺癌,$pT_{2a}N_0M_0$,ⅠB期,*EGFR*、*ALK*、*ROS1* 野生型。2020年9~12月行术后辅助化疗(培美曲塞+卡铂)共4周期。化疗期间恶心、呕吐Ⅱ级,无明显骨髓抑制。每半年复查CT未见明显肿瘤复发转移征象。

2022年8月中旬患者无明显诱因出现右眼睑下垂伴双眼视物模糊,间断性头晕、头痛。外院头颅MR平扫提示颅内多发占位性病灶,部分病灶周围水肿。胸腹部CT检查未见明显转移征象。外院给予甘露醇250 mL/d静脉滴注后头晕、头痛略有好转,但眼睑下垂及视物模糊无明显改善。

——入院体格检查——

ECOG PS 1分,步入病房。神清。右眼睑下垂。双侧鼻唇沟对称,伸舌居中。颈项强直阴性,双侧巴宾斯基征阳性。四肢肌力Ⅴ级。

——入院后实验室及影像学检查——

2020年9月5日腰椎穿刺,脑脊液压力为140 mmH$_2$O,脑脊液中见少量异型细胞,形态倾向于上皮源性肿瘤,转移性癌。脑脊液送检NGS检测:HER2 20外显子突变(丰度2.02%),TMB 2.9 muts/Mb,MSS。既往肺癌手术标本补充送检PD-L1 TPS 1%,CPS 10%。头颅MRI增强示颅内多发性转移灶伴水肿(图18-1 A);胸腹盆腔CT增强见多发性骨质破坏。血清和脑脊液肿瘤标志物未见明显异常。

——入院后诊疗经过——

2022年9月8日至2023年1月9日行抗血管生成治疗＋免疫治疗＋化疗的四药联合方案:信迪利单抗200 mg静脉滴注,第1天＋贝伐珠单抗900 mg静脉滴注,第1天＋培美曲塞890 mg静脉滴注,第1天＋顺铂130 mg静脉滴注,第1天,每3周重复1次。第6次化疗因新型冠状病毒感染延迟用药2周。同步加强止吐(阿瑞匹坦、托烷司琼、奥氮平)及唑来磷酸等治疗。患者治疗1个周期后症状明显缓解,2个周期后偶有头晕,余症状基本消失。治疗第2、4、6周期后

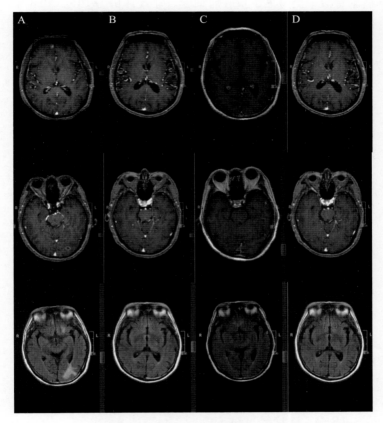

图 18‑1　肺腺癌术后患者脑和脑膜转移颅内病灶治疗前后变化

A. 治疗前；B～D，分别是治疗第 2、4、6 周期后。

复查头颅 MRI 增强，可见颅内转移灶较前明显减小，甚至部分病灶已不可见，水肿消退（图 18‑1 B～D）。全身 CT 增强检查提示骨质破坏与前相仿，未见新发病灶。治疗 6 个周期后脑脊液中仍可见少量肿瘤细胞。疗效评价为 PR。2023 年 2 月进入维持治疗阶段：信迪利单抗 200 mg 静脉滴注，第 1 天＋贝伐珠单抗 900 mg 静脉滴注，第 1 天，每 3～4 周重复 1 次。

◈ 18.2 临床特征归纳

（1）患者，男，74 岁时接受左肺癌根治术，病理为腺癌，$pT_{2a}N_0M_0$，ⅠB 期，*EGFR*、*ALK*、*ROS1* 野生型。术后辅助化疗 4 周期。

（2）术后 2 年出现右眼睑下垂，双眼视物模糊，间歇性头晕、头痛。

（3）影像学检查见颅内多发性转移灶伴周围水肿，多处骨转移，脑脊液中找到肿瘤细胞。

（4）信迪利单抗＋贝伐珠单抗＋培美曲塞＋顺铂治疗后症状基本消失，颅内转移灶明显缩小，脑脊液中仍可见少量肿瘤细胞。PFS 已超过 7 个月。

◈ 18.3 诊疗经过讨论

近年来，随着诊疗手段的快速进步和发展，晚期肺癌患者的生存期不断延长。但肺癌脑膜转移的诊断和治疗对于临床医生而言仍是极大的挑战。

脑膜转移的诊断目前主要基于患者的神经系统症状、MRI 结果及脑脊液细胞学检查的综合评价[1]。该患者既往有肺癌手术病史,新出现眼睑下垂、视物模糊、头晕、头痛等颅内高压及脑神经累及症状,脑脊液中找见肿瘤细胞,因此肺癌脑膜转移的诊断成立。

对于驱动基因阴性或者靶向治疗耐药的 NSCLC 患者,免疫治疗是极为重要的治疗手段,它改变了晚期甚至较早期 NSCLC 患者的治疗现状。因为脑膜转移患者的预后极差,大部分临床试验均排除了脑膜转移患者,所以免疫治疗脑膜转移的数据相对较少。

该患者首次诊断为肺腺癌脑膜转移,且合并脑、骨等多器官累及,因此最终确定该患者的治疗方案仍以全身治疗为主,必要时可考虑加用局部治疗。患者有中枢神经系统症状,一般情况可,日常生活基本不受影响,考虑使用一线全身治疗方案:贝伐珠单抗+培美曲塞+顺铂。在此基础上加用免疫治疗,基于以下考虑:①该患者既往肺癌手术标本及脑脊液标本送检基因检测均提示该患者为驱动基因阴性的晚期 NSCLC 患者。对于该部分患者,已经有临床试验证实免疫治疗(PD-1/PD-L1)联合贝伐珠单抗联合化疗的良好疗效。如:纳武利尤单抗+贝伐珠单抗+化疗的 PFS 为 12.1 个月[2];阿替利珠单抗+贝伐珠单抗+化疗的 OS 为 19.0 个月[3]。②该患者 PD-L1 表达呈阳性,提示对免疫治疗获益可能更明显[4]。③虽然目前脑膜转移患者的免疫治疗数据仍不足,但相关病例报告、回顾性研究或小型临床研究发现,免疫治疗对于脑膜转移有一定疗效[5]。例如,病例报道显示一例接受纳武利尤单抗的脑膜转移患者,其 OS 达到 4 年[6]。一项回顾研究报告称,62.5%的 NSCLC 患者使用免疫检查点抑制剂(ICI)控制了神经症状[7]。Brastianos[8]等完成了帕博利珠单抗在患有实体恶性肿瘤(含 2 例 NSCLC)的脑膜转移患者中的第 2 阶段研究,这项研究达到了主要终点,3 个月的 OS 率为 60%,表明帕博利珠单抗可能是一种潜在的治疗脑膜转移的方法。Hendriks 等[9]回顾性分析了 19 例接受免疫治疗的 NSCLC 脑膜转移患者,其中有 15 例为驱动基因阴性,使用帕博利珠单抗/纳武单抗治疗,6 个月 PFS 率为 21.0%;5 例患者接受了超过 6 个月的免疫治疗,6 个月 OS 率为 36.8%,12 个月 OS 率为 21.1%。

本例治疗带来的思考:患者在采用抗血管生成联合免疫化疗的四药联合方案治疗后中枢神经系统症状得到明显缓解,因此,我们认为 PD-(L)1 单抗联合贝伐珠单抗及化疗在驱动基因阴性的肺癌脑膜转移治疗中有一定的应用前景。

◇ 18.4 专家点评

本例为驱动基因阴性的肺癌 ⅠB 期患者,术后辅助化疗 4 次。术后 2 年出现脑、脑膜转移。接受抗血管生成联合免疫、化疗方案治疗后神经症状基本消失,颅内病灶明显缩小,PFS 已经超过 7 个月,仍处于病情缓解状态。

贝伐珠单抗可以作用于肿瘤内皮细胞,对血管的破坏具有较好的修复作用,减少细胞液外渗,从而减轻水肿,有利于脑转移症状的缓解及水肿病变的逐渐吸收。贝伐珠单抗联合 TKI 或化疗,在脑转移中的疗效显著。ICI 是一种新型的肿瘤免疫治疗药物,能够通过抑制 T 细胞表面的抑制分子

（如 PD - 1、CTLA - 4 等）激活免疫系统，攻击癌细胞。IMpower150 研究显示，脑转移患者可从免疫、贝伐珠单抗及化疗的四药联合治疗中获益，并有助于延缓新的脑转移的发生。

本例也证实脑膜转移患者亦可从四联治疗中获益，但本例患者治疗时间尚短，患者是否可取得更长的生存获益仍需进一步随访观察。

（作者：葛蒙晰　点评：詹琼）

参考文献

［1］ NATIONAL COMPREHENSIVE CANCER NETWORK. Central Nervous System Cancers（version 2. 2022）［J］. Fort Washington：NCCN, 2022［2022 - 09 - 29］. http://www. nccn. org/professionals/physician_gls/f_guidelines. asp.

［2］ SUGAWARA S, LEE J S, KANG J H, et al. Nivolumab with carboplatin, paclitaxel, and bevacizumab for first-line treatment of advanced nonsquamous non-small-cell lung cancer ［J］. Ann Oncol, 2021,32(9):1137 - 1147.

［3］ SOCINSKI M A, NISHIO M, JOTTE R M, et al. IMpower150 final overall survival analyses for atezolizumab plus bevacizumab and chemotherapy in first-line metastatic nonsquamous NSCLC ［J］. J Thorac Oncol, 2021,16(11):1909 - 1924.

［4］ LIU J, LI C M, SEERY S, et al. Identifying optimal first-line interventions for advanced non-small cell lung carcinoma according to PD - L1 expression：a systematic review and network meta-analysis ［J］. Oncoimmunology, 2020,9(1):1746112.

［5］ OZCAN G, SINGH M, VREDENBURGH J J. Leptomeningeal

metastasis from non-small cell lung cancer and current landscape of treatments [J]. Clin Cancer Res, 2023,29(1):11 - 29.

[6] BOVER M, YARZA R, DOCAMPO L I. Four-year lasting sustained complete response after nivolumab in a patient with non-small-cell lung cancer and confirmed leptomeningeal carcinomatosis: changing the paradigm [J]. Clin Lung Cancer, 2020,21(1):e1 - e5.

[7] ZHENG M M, TU H Y, YANG J J, et al. Clinical outcomes of nonsmall cell lung cancer patients with leptomeningeal metastases after immune checkpoint inhibitor treatments [J]. Eur J Cancer, 2021,150: 23 - 30.

[8] BRASTIANOS P K, LEE E Q, COHEN J V, et al. Single-arm, openlabel phase 2 trial of pembrolizumab in patients with leptomeningeal carcinomatosis [J]. Nat Med, 2020, 26(8):1280 - 1284.

[9] HENDRIKS L E L, BOOTSMA G, MOURLANETTE J, et al. Survival of patients with non-small cell lung cancer having leptomeningeal metastases treated with immune checkpoint inhibitors [J]. EUR J CANCER, 2019,116:182 - 189.

19 原发不明脑膜转移癌脑室-腹腔分流术后免疫联合安罗替尼治疗获长期生存

19.1 病史摘要

——基本病史——

患者,男,49 岁。因"原发不明转移癌 1 年,头痛半年"于 2018 年 5 月 21 日入院。2017 年 10 月 18 日患者因"左侧颈部淋巴结肿大半月"在外院行"淋巴结穿刺活检"。病理报告示:上皮性恶性肿瘤,首先考虑涎腺来源,倾向于涎腺导管癌,因送检组织较少,难以确定原发或转移。2017 年 11 月 2 日 PET/CT 示:全身多发性淋巴结肿大,FDG 代谢不同程度增高(两侧颈部、锁骨上、右侧腋窝、两侧膈脚后、肠系膜及腹膜后多发淋巴结增大)。外院再次行淋巴结穿刺活检,病理报告示转移性低分化癌,免疫组化提示有大汗腺分化,CK7(+)、GCDFP 15(+)、AR(+)、HER2(2+)。2017 年 12 月 15 日至 2018 年 4 月 9 日行紫杉醇+顺铂化疗 6 周期,疗效评价为 PR。患者 2018 年 4 月 10 日起出现间歇性头痛,无明显恶心、呕吐、视物模糊等不适。2018 年 4 月 25 日复查 PET/CT,仍评估 PR(颈部及锁骨上淋巴结部分残存,胸腹淋巴结未见）。头痛未给予进一步诊疗。后患者头痛频率及程度明显增加，并出现癫痫发作2次，2018年5月15日头颅MR见脑室扩大，提示脑膜转移可能。

入院体格检查

ECOG PS 2分，轮椅推入病房。神清，可对答。颈项强直阳性，巴宾斯基征阳性。四肢肌力Ⅳ级。

入院后诊疗经过

患者入院后头痛进一步加重（严重时甘露醇每1～2h使用1次）。腰椎穿刺脑脊液中可见满视野肿瘤细胞。2018年5月29日行脑室-腹腔分流术（VP分流术），术后头痛基本消失，未再出现癫痫。CT、MR、B超等及全身检查仍未找见明确原发灶。再次行淋巴结穿刺活检示转移性腺癌，伴大汗腺样及涎腺样分化。淋巴结及脑脊液送检基因检测均提示TMB升高，未发现有意义的基因突变位点。

2018年7月11日至9月19日使用帕博利珠单抗200 mg静脉滴注，第1天，每3周重复1次。2018年10月10日复查提示左颈部淋巴结增大，胸腹部未见肿大淋巴结，脑膜强化同前，脑脊液中仍可见大量肿瘤细胞。疗效评价为PD。2018年10月11日至2019年6月4日使用帕博利珠单抗200 mg静脉滴注，第1天＋安罗替尼12 mg口服，第1～14天，每3周重复1次（2019年5月起患者因乏力自行停用安罗替尼），疗效评价为SD。2019年6月20日患者因"癫痫持续发作"至急诊就诊,2019 年 6 月底死亡。

19.2 临床特征归纳

（1）患者,男,49 岁时诊断为左颈部转移性低分化癌,原发灶不明,紫杉醇＋顺铂姑息化疗 6 周期,最佳疗效为 PR,PFS 5 个月。

（2）末次化疗后出现头痛,逐渐加重,并有癫痫发作,MR 提示脑膜强化,脑脊液中可见满视野肿瘤细胞。

（3）VP 分流术后头痛消失,帕博利珠单抗单药治疗 3 个月后 PD。

（4）帕博利珠单抗＋安罗替尼治疗后,最佳疗效 SD,PFS 8 个月。

19.3 诊疗经过讨论

众所周知,脑膜转移癌患者的生活质量极差,本例患者的整个病程充分体现了这一点。患者以颅内高压症状为主要表现且进展迅速,甘露醇及地塞米松降颅内压效果不明显。影像学检查提示脑室扩大;有 VP 分流术指征,行 VP 分流术后患者头痛消失,生活质量明显提高,可以更好地配合后续的全身抗肿瘤治疗。因此,提示我们在晚期肿瘤的诊疗过程中不仅要关注影像学的变化,同时需要关注患者的生活质量（躯体和精神上的）,生活质量的极大改善可以为患者后续的治疗提供更大的治疗空间。

脑膜转移的诊断目前主要基于患者的神经系统症状、MRI 检查及脑脊液细胞学检查的综合评价[1]。PET/CT 使用 FDG 作为示踪剂,而大脑本身存在高背景活性,且 PET/CT 存在本身的技术因素及低分辨率等原因,使得其在脑肿瘤中的应用受到一定限制[2]。该患者在初始出现头痛时仅行 PET/CT 检查,并未做头颅 MR 增强、腰椎穿刺等检查。因可评价病灶保持持续缓解,头痛未给予及时诊疗。因此提示我们 PET/CT 虽是一种重要的检查手段,但是对于发现脑转移或者脑膜转移来说,仍然存在一定的局限性,不能完全依赖它。

本例患者虽然多次活检病理均提示涎腺癌来源可能,但多次全身检查均未找见明显的原发灶,故诊断为:原发不明脑膜转移癌,涎腺来源可能大。不管是原发不明转移癌还是涎腺癌,整体发病率均比较低,一旦发生转移仍以全身化疗为主要治疗手段,若化疗无效,需考虑再次寻找原发灶,并建议条件允许时进入临床试验。该患者在紫杉类联合铂类化疗过程中出现脑膜转移,考虑化疗疗效不佳;且一般情况较差,无法进入临床试验及耐受后续的化疗方案。结合以下研究结果:①2018 年新鲜出炉的 Keynote - 028 初步研究结果[3],帕博利珠单抗在既往治疗失败的晚期唾液腺癌患者中的客观缓解率为 12%,3 例达到客观缓解;②索拉非尼、阿昔替尼等多靶点的抗 VEGF 酪氨酸激酶抑制剂均初步显示了它们在晚期唾液腺癌患者中有着良好的临床疗效[4,5]。而这也在后续的临床研究中得到进一步证实[6,7]。该患者使用了帕博利珠单抗±安罗替尼的全身治疗,共获得了 12 个月的高生活质量的长期生存。

　　本例治疗带来的思考：在晚期恶性肿瘤中，改善患者的生存质量是主要目的之一；MRI 及脑脊液细胞学检查是诊断脑转移及脑膜转移的首选方法；免疫治疗联合多靶点的 TKI 可作为原发不明转移癌或涎腺癌的治疗方案。

◆ 19.4　专家点评

　　本例患者为涎腺癌来源可能的恶性肿瘤，紫杉醇＋顺铂方案化疗无效，化疗期间出现头痛逐渐加重并伴有癫痫发作，MRI 提示脑膜强化，脑室扩大，脑脊液中见大量肿瘤细胞，软脑膜转移诊断成立。在脑膜转移的治疗中，VP 分流术主要用于减轻由于脑积水导致的颅内压增高的症状和疼痛，提高患者的生活质量。本例患者 VP 分流术后症状快速缓解，提高了患者的生活质量，解除了颅内高压带来的生命威胁，为后续治疗争取了时间和机会。VP 分流术可以缓解脑膜转移所导致的症状，并且可以延长患者的生存期。一项发表在《癌症》杂志上的研究显示：VP 分流术治疗脑膜转移癌患者的中位生存期为 4 个月。

　　目前关于免疫检查点抑制剂(ICI) 及安罗替尼治疗涎腺癌的临床数据有限。但是，有一些研究表明，安罗替尼和 PD－1 单抗在涎腺癌的治疗中可能具有潜在的疗效。一项小型研究表明，安罗替尼联合 PD－1 单抗治疗晚期涎腺癌患者的总有效率为 62.5％，其中 13％的患者出现了完全缓解。本例患者接受帕博利珠单抗治疗 3 个月后出现疾病进展，联合安罗替尼后病情稳定 8 个月，OS 达 11 个月，说明 PD－1 单抗±安罗替尼有助于改善涎腺癌脑膜转移患者的生存期。

（作者：葛蒙晰 点评：詹琼）

参考文献

［1］ NATIONAL COMPREHENSIVE CANCER NETWORK. Central Nervous System Cancers（version 2. 2022）［J］. Fort Washington：NCCN，2022［2022－09－29］. http：//www. nccn. org/professionals/physician_gls/f_guidelines. asp.

［2］ POPE W B. Brain metastases：neuroimaging［J］. Handb Clin Neurol，2018，149：89－112.

［3］ COHEN RB，DELORD JP，DOI T，et al. Pembrolizumab for the treatment of advanced salivary gland carcinoma：findings of the phase 1b KEYNOTE－028 study［J］. Am J Clin Oncol，2018，41（11）：1083－1088.

［4］ LOCATI L D，PERRONE F，CORTELAZZI B，et al. A phase Ⅱ study of sorafenib in recurrent and/or metastatic salivary gland carcinomas：translational analyses and clinical impact［J］. Eur J Cancer，2016，69：158－165.

［5］ HO A L，DUNN L，SHERMAN E J，et al. A phase Ⅱ study of axitinib（AG－013736）in patients with incurable adenoid cystic carcinoma［J］. Ann Oncol，2016，27（10）：1902－1908.

［6］ FAYETTE J，EVEN C，DIGUE L，et al. NISCAHN：a phase Ⅱ，multicenter nonrandomized trial aiming at evaluating nivolumab（N）in two cohorts of patients（pts）with recurrent/metastatic（R/M）salivary gland carcinoma of the head and neck（SGCHN），on behalf of the Unicancer Head &. Neck Group［J］. J Clin Oncol，2019，37，15S.

［7］ TCHEKMEDYIAN V，SHERMAN E J，DUNN L，et al. Phase Ⅱ study of lenvatinib in patients with progressive，recurrent or metastatic adenoid cystic carcinoma［J］. J Clin Oncol，2019，37（18）：1529－1537.

20 奥希替尼联合脑室−腹腔分流术后快速挽救一代 EGFR−TKI 耐药肺癌脑膜转移

20.1 病史摘要

——基本病史——

患者,女,58 岁,体检发现右肺占位性病变。于 2016 年 10 月 20 日行右肺癌根治术。术后病理:右肺中叶中央型浸润性肺腺癌,以腺泡状为主,低分化,肿瘤组织 2 cm×1.5 cm,未侵犯胸膜,送检纵隔淋巴结见癌累及;免疫组化:CK(+),TTF−1(+),Ki67(40%+),Napsin A(+);病理分期 $pT_{1b}N_2M_0$,ⅢA 期,*EGFR L858R* 阳性,*ALK* 和 *ROS*1 为野生型。2016 年 11 月至 2017 年 2 月行 4 次辅助化疗(培美曲塞+顺铂),2017 年 3 月起口服厄洛替尼,自行服用了将近 6 年,其间规律随访未见肿瘤复发转移,末次复查:2022 年 11 月 29 日外院胸部 CT 增强、头颅 MRI 及骨显像未见复发转移。2023 年 1 月 6 日无明显诱因突发食欲缺乏伴呕吐,无明显意识障碍及行为异常,1 月 10 日患者出现嗜睡、乏力、反应迟钝,胡言乱语,答非所问,后续患者嗜睡及食欲缺乏症状逐渐加重。1 月 16 日出现明显烦躁,并意识障碍明显加重,持续嗜睡。1 月 18 日行 PET‑MR 检查显示双侧大脑半球、脑干及双侧小脑半球脑膜糖代谢异常增高伴强化,提示转移可能,炎性病变不除外,脑内多发性缺血灶和脱髓鞘改变。结合患者既往肺癌病史,不排除脑膜转移可能。

━━ 入院体格检查 ━━

2023 年 1 月 19 日,ECOG PS 4 分,推床入院,神志昏迷,脑膜刺激征(颈项强直、克尼格征)阳性,余体格检查不能配合。

━━ 入院后实验室检查 ━━

入院当日行腰椎穿刺,脑脊液压力>320 mmH$_2$O,脑脊液细胞学检查:见大量异型细胞增殖浸润,形态倾向于上皮源性肿瘤。免疫组化:CK7(+);TTF‑1(部分阳性)。结合细胞形态及病史首先考虑肺腺癌脑脊液播散。脑脊液感染相关检查(XpertMTB/RIF,墨汁染色涂片、真菌培养及鉴定、隐球菌抗原凝集试验、革兰氏染色涂片、梅毒螺旋体特异性抗体测定、梅毒快速血浆反应素试验、抗酸染色涂片、普通培养+鉴定)均为阴性。脑脊液肿瘤标志物:CEA 140.50 μg/L,CY211 8.66 ng/mL;脑脊液总蛋白 1.12 g/L。诊断:右肺腺癌术后脑膜转移,rT$_0$N$_0$M$_1$(脑膜),Ⅳ 期,*EGFR L858R* 突变。

━━ 入院后诊疗经过 ━━

2023 年 1 月 20 日开始鼻饲奥希替尼 160 mg/d,用药后第 2 天患者神志即由深昏迷逐渐好转,呼之能应。第 3 天后神志基本清醒,可日常交流及少量进食,但仍有明显头痛、呕吐,需甘露醇脱水治疗;间断躁狂,需要床旁约束护理。奥希替尼给药 10 d 后,于 2023 年 1 月 30 日再次行腰椎穿刺,脑脊液压力仍>320 mmH$_2$O,神经外科评估后于 2 月 1 日行 VP 分流术。术后约 12 小时开始患者躁狂好转,未再出现明显头痛、呕吐。脑脊液基因检测:*EGFR L858R* 突变,*T790M* 阴性。继续奥希替尼 160 mg/d 口服。VP 分流术后 2 周生活可自理,对答切题,反应略有迟钝。

2023 年 3 月 9 日,距离脑膜转移症状出现 2 个月、奥希替尼治疗 7 周、VP 分流术 5 周后,患者无不适主诉,ECOG PS 0~1 分,体格检查无阳性体征。复查腰椎穿刺,脑脊液压力 100 mmH$_2$O,脑脊液中仍可见大量恶性肿瘤细胞浸润,较 2023 年 1 月 19 日略有减少;脑脊液肿瘤标志物:CEA 59.89 μg/L,CY211 1.48 ng/mL;脑脊液总蛋白:0.49 g/L,均较 2023 年 1 月 19 日明显下降。头颅 MRI 增强未见明显软脑膜强化。

◈ 20.2 临床特征归纳

(1) 患者,女,58 岁,右肺肺癌术后 6 年,突发呕吐、嗜睡 2 周、昏迷 1 d 入院。

(2) 6 年前行右肺癌根治术,病理报告示右肺中叶中央型浸润性腺癌,pT$_{1b}$N$_2$M$_0$,ⅢA 期,*EGFR L858R* 阳性。术后行 4 个周期辅助化疗,后持续口服厄洛替尼辅助靶向治疗,6 年间未见复发。

（3）PET/MR 检查提示双侧大脑半球，脑干及双侧小脑半球脑膜糖代谢异常增高伴强化，脑脊液压力＞320 mmHg，脑脊液肿瘤标志物升高，脑脊液中找见大量肿瘤细胞。

（4）确诊肺癌脑膜转移后立即鼻饲奥希替尼 160 mg/d，给药后次日昏迷即开始好转，第 3 天神志基本清醒，可正常交流及进食。

（5）奥希替尼 160 mg/d 给药 10 d 后，因仍存在明显的颅内高压症状，行 VP 分流术，术后症状明显缓解，生活逐渐恢复正常，至 VP 分流术后 2 周生活基本自理，PS 0～1 分。

（6）脑脊液 NGS 检测发现 *EGFR L858R* 突变，未见 *T790M* 突变，继续奥希替尼治疗 1 个月后复查脑脊液，CEA、CY211 明显下降；头颅 MRI 增强未见明显软脑膜强化。

◈ 20.3 诊疗经过讨论

患者右肺腺癌术后ⅢA 期，*EGFR L858R* 突变，经过 4 个周期辅助化疗序贯一代 EGFR-TKI 厄洛替尼辅助治疗 6 年后，突发食欲缺乏、呕吐、嗜睡，症状迅速加重，2 周内出现昏迷；PET/MR 检查提示双侧大脑半球，脑干及双侧小脑半球脑膜糖代谢异常增高伴强化；进一步检查，脑脊液中找见大量恶性肿瘤细胞，结合病史明确诊断为右肺癌术后软脑膜转移。

软脑膜转移是非小细胞肺癌（NSCLC）罕见的并发症，死亡率高。晚期 NSCLC 患者的软脑膜转移发病率占 3%～5%

且呈现上升趋势,尤其对于 *EGFR* 突变和 *ALK* 重排患者[1]。由于累及中枢神经系统的不同区域,软脑膜转移临床表现呈现多样性,大多数症状和体征为非特异性,容易被忽视。软脑膜转移诊断主要包括影像学成像特征和脑脊液活检,"金标准"是脑脊液细胞学检查找到肿瘤细胞[2]。脑脊液循环肿瘤 DNA(ctDNA)评估可揭示软脑膜转移的独特基因谱,提高检出率。与血浆相比,脑脊液中含有更多来自中枢神经系统肿瘤 的 ctDNA,包括 *EGFR*、*PTEN*、*ESR1*、*IDH1*、*ERBB2* 和 *FGFR2*。脑脊液 ctDNA 已成为指导 *EGFR* 突变 NSCLC 软脑膜转移的诊治的重要方式,据报道,脑脊液和原发肿瘤中 *EGFR* 突变的一致性达 90.9%。此外,脑脊液中 CEA 水平也可衡量软脑膜转移的治疗疗效并监测疾病进展。因此,加强脑脊液液体活检有利于软脑膜转移的诊断、治疗和疗效评价[1,2]。

目前的治疗选择包括 VP 分流术、放疗(对于体积庞大或有症状的疾病部位)、全身化疗或鞘内注射化疗、靶向治疗、免疫治疗等。对于有可及药物的驱动基因突变,例如 *EGFR* 和 *ALK* 突变,EGFR－TKI 和 ALK－TKI 目前显示出令人鼓舞的疗效[3,4]。本例患者右肺肺癌术后口服厄洛替尼 6 年后出现脑膜转移,脑脊液 ctDNA 检测仍为 *EGFR L858R* 突变,未检测到 *T790M* 突变。因患者从出现症状到昏迷病危仅 2 周,基于 BLOOM 研究,一项Ⅰ期前瞻性研究,评估了三代 EGFR 抑制剂奥希替尼 160 mg/d 在已接受过 EGFR 抑制剂治疗的软脑膜转移 NSCLC 患者中的疗效和安全性。结果表明奥希替尼对脑膜转移的 *EGFR* 突变 NSCLC 患者的中枢神经系统功能改善表现出良好治疗效果，而且 160 mg/d 剂量的安全性可控[5]。Park 等开展了一项前瞻性研究，同样评估 160 mg/d 奥希替尼对中枢神经系统转移患者的疗效。他们报告了在软脑膜转移队列中 92.5% 的颅内疾病控制率和 12.5% 的完全应答率，PFS 为 8.0 个月，OS 为 13.3 个月[1]。基于上述研究 NCCN 指南推荐，如不考虑 *EGFR T790M* 突变的状态，奥希替尼 160 mg/d 口服是一种可选方案。因此，该患者确诊脑膜转移即给予奥希替尼 160 mg/d 口服后症状快速好转，从昏迷逐渐转为清醒。

VP 分流术是有效降低颅内压，缓解颅内高压症状的一种有效治疗方式，颅内高压的持续存在损害脑神经，引起一系列症状。一项对实体瘤引起的软脑膜转移患者的回顾性研究显示，接受 VP 分流术的患者，其症状有 50% 的改善，术后症状完全缓解的占 34%。另一项研究涉及 31 名继发于肺腺癌的脑积水患者，这些患者随后接受了姑息性分流术，报告称 90.3% 患者的症状得到缓解，软脑膜转移诊断后中位生存期为 7.7 个月。另一项回顾性研究涉及 190 名继发于实体瘤的软脑膜转移患者，报告称 83% 的患者症状得到缓解，并发症包括感染（5%）、分流器修复/外置/移除（8%）和有症状的硬膜下黏液瘤/血瘤（6.3%），但未见腹腔播散。在日常实践中，对颅内压增高的患者进行 VP 分流的获益大大超过了肿瘤细胞腹腔播散的理论风险[1]。该患者在肺癌术后 6 年间持续使用厄洛替尼的过程中突然头痛、意识障碍，2 周内迅速发展为深昏迷，检测脑脊液压力＞320 mmHg，且在脑脊液中发现肿瘤细胞，故在脑脊液基因检测结果回报前就立即给予了鼻饲奥希替尼,在一定程度上改善了神经系统的危急症状;随后又进行了 VP 分流术,进一步降低颅内压,迅速缓解了患者的颅内高压症状;术后 1 个月即恢复至正常状态,生活自理,未再出现头痛、头晕、恶心、呕吐等症状。

根据 EANO－ESMO 软脑膜转移疗效评价标准,实体瘤软脑膜转移后的疗效评价应根据完整的神经系统评估、神经影像学评估和标准的脑脊液细胞学检查来综合评估,结局分为应答(response)、稳定和进展。完整的神经系统评估包括颅内高压引起的症状及脑神经、脊神经根等神经受损所致症状的综合评估。神经影像学评估主要是 MRI 检查(包括脑膜和脊膜),由于软脑膜转移体积小和几何上的复杂性,定量评估往往是不可能的,而且软脑膜转移病变可能难以重复可靠的测量。因此,有人建议将"可测量的"软脑膜转移疾病与"不可测量的"疾病区分开来,前者是指至少有 1 个超过 5 mm×10 mm 的结节性病变,后者包括所有其他的 MRI 异常。评估时应考虑病变大小的变化,但不考虑对比度增强的强度变化。脑脊液评估不考虑检测肿瘤细胞以外的其他指标,主要是脑脊液中检测肿瘤细胞变化,综合评估脑脊液细胞学变化主要分为阴性、不确定和阳性,其中一个完整的脑脊液细胞学反应需要将以前的阳性转为阴性,并保持至少 4 周。在反复进行脑脊液细胞学检查阴性后,脑脊液中出现明确的新的恶性细胞应被视为进展。在临床或影像学特征稳定或改善的患者中,脑脊液细胞学可能保持阳性。虽然脑膜转移患者脑脊液蛋白质、肿瘤标志物(如 CEA)等在肺腺癌软脑膜转移中升高,但目前,脑脊液蛋白质、葡萄糖或乳酸的水平,或新的生物标志物或识别脑脊液中肿瘤细胞的新方法还没有被纳入常规的疗效评价中[6]。本例经治疗后患者临床症状改善,神经影像学改善,脑脊液稳定,综合评估为有应答。

◆ 20.4 专家点评

早在 2016 年,本例肺腺癌ⅢA 期患者术后标准化疗后即针对 *EGFR L858R* 突变口服厄罗替尼辅助靶向治疗,且持续了 6 年,这种治疗选择不但是在辅助靶向治疗获批前的超适应证使用,而且也已经超越了 ADAURA 研究设计的 3 年辅助靶向用药时间。临床实践中这类患者超长的无病生存率往往使医患双方更能够接受非常规治疗方法。该患者从出现症状到昏迷病危仅 2 周,虽及时确诊了脑膜转移,但等待脑脊液基因检测结果有无 *T790M* 突变后再靶向治疗或化疗显然已经没有时间,充分沟通后双倍剂量的奥希替尼 160 mg/d 使患者很快从昏迷转为清醒,后续及时的 VP 分流进一步缓解了颅内高压症状,不但改善了患者的生活质量,也为奥希替尼继续发挥抗肿瘤疗效争取了时间。而脑脊液基因检测中 *EGFR L858R* 突变,未见 *T790M* 突变,提示患者厄罗替尼使用过程中发生局限于脑膜转移的进展,与靶向药物脑脊液中浓度不足可能有关,这也是继续使用双倍剂量奥希替尼的理论依据所在。

(作者:刘涛 点评:周鑫莉)

参考文献

［ 1 ］ WANG Y，YANG X，LI N J，et al. Leptomeningeal metastases in non-small cell lung cancer：diagnosis and treatment［J］. Lung Cancer，2022,174:1 - 13.

［ 2 ］ YILONG W，SHUN L，CHANGLI W，et al. Diagnosis and treatment consensus of brain and leptomeningeal metastasis from lung cancer［J］. J Evid-Based Med，2018,18(4):193 - 201.

［ 3 ］ OZCAN G，SINGH M，VREDENBURGH J J. Leptomeningeal metastasis from non-small cell lung cancer and current landscape of treatments［J］. Clin Cancer Res，2023,29(1):11 - 29.

［ 4 ］ GAO N，XIN T. Advances in diagnosis and treatment of leptomeningeal metastasis of lung cancer［J］. Zhongguo Fei Ai Za Zhi，2022,25(7)：517 - 523.

［ 5 ］ YANG J C H，KIM S W，KIM D W，et al. Osimertinib in patients with epidermal growth factor receptor mutation-positive non-small-cell lung cancer and leptomeningeal metastases：the bloom study［J］. J Clin Oncol，2020,38(6):538 - 47.

［ 6 ］ LE RHUN E，WELLER M，BRANDSMA D，et al. EANO-ESMO Clinical Practice Guidelines for diagnosis，treatment and follow-up of patients with leptomeningeal metastasis from solid tumours［J］. Ann Oncol，2017,28(suppl_4)：iv84 - iv99.

21 奥希替尼再挑战治疗 EGFR – TKI 耐药肺癌脑膜转移

◈ 21.1 病史摘要

— 基本病史 —

患者，男，51 岁，因"体检发现右肺占位性病灶半月"于 2014 年 11 月就诊并行右肺肺癌根治术。术后病理：右下肺浸润性腺癌（以腺泡型为主），直径 1.6 cm，未见胸膜浸润，未见神经侵犯，未见脉管内癌栓，支气管切缘未见累及，淋巴结未见累及，分期 $pT_{1b}N_0M_0$，IA 期。术后未行辅助放化疗，进行规律随访。

2018 年 3 月复查发现双肺多发转移及骨转移。2018 年 3～6 月行 4 次姑息化疗（培美曲塞＋卡铂），最佳疗效为 PR。2019 年 8 月复查 PET/CT 示双肺弥漫性分布多发结节影，考虑双肺多发转移；右侧髋臼、股骨头、颈骨骨质破坏，考虑多发骨转移，疗效评价为 PD。根据 2014 年肺癌根治术的手术病理组织基因检测结果 *EGFR 19 Del* 突变，2019 年 9 月起给予奥希替尼 80 mg/d 口服，并行右侧股骨、髋臼及骶骨骨转移灶放疗（PTV 30Gy/3Gy/10F），后规律随访（每 2～3 个月 1 次），最佳疗效为 PR。

2022 年 2 月患者无明显诱因下出现头痛,复查头颅 MRI 示右颞叶占位性病灶,考虑转移瘤,行颅内病灶切除术,术后病理符合肺癌脑转移。术后头痛消失,继续口服奥希替尼 80 mg/d。2022 年 5 月底再次出现头痛、恶心、呕吐症状,伴有双眼视力进行性下降;头颅 MRI 示右侧颞叶软化灶、斜坡右侧异常强化灶;眼底检查示眼底视盘边界不清,呈高反射性隆起。给予脱水降颅压治疗后患者视力仍进行性下降,当地医院多次腰椎穿刺未找见肿瘤细胞。2022 年 6 月行全脑放疗并根据脑转移瘤组织基因检测结果 *EGFR 19 Del* ＋ *C797S* 突变,口服奥西替尼＋吉非替尼靶向治疗,治疗后症状未见明显好转,仍有头痛伴恶心、呕吐。2022 年 7 月 22 日入我院。

入院体格检查

ECOG PS 2 分,轮椅入院,神清,双眼视力明显下降,仅可见物体移动,不能分辨物体,四肢肌力正常,生理反射存在,病理反射未引出,脑膜刺激征阴性。

入院后实验室及其他检查

入院当日行腰椎穿刺,脑脊液压力 250 mmH$_2$O,脑脊液细胞学检查见大量异型细胞增殖浸润,免疫组化:CK7(＋)、TTF-1(－),结合细胞形态及免疫化学染色符合转移性腺癌表现。脑脊液肿瘤标志物:CEA 62.15 μg/L,CY211 5.73 ng/mL、脑脊液总蛋白 0.60 g/L。脑脊液 NGS 检测 *EGFR 19 Del* 突变。诊断右肺恶性肿瘤术后转移（腺癌），$rT_xN_xM_1$（骨、肺、脑、脑膜），Ⅳ期，*EGFR 19 Del* 突变。

——入院后诊疗经过——

2022 年 7 月 29 日、8 月 21 日、9 月 13 日给予姑息性化疗联合抗血管生成治疗：贝伐珠单抗 700 mg 静脉滴注，第 1 天＋培美曲塞 1 000 mg/800 mg 静脉滴注，第 1 天＋顺铂 140 mg/110 mg 静脉滴注，第 1 天，每 3 周重复 1 次（第 2 周期起因Ⅳ度血小板减少而减量）。头痛、恶心、呕吐症状明显好转，双眼视力未继续下降。2022 年 9 月 25 日患者出现右颞部皮下软组织脓性包块，考虑为既往脑转移灶手术部位放疗后相关感染，神经外科清创抗感染对症支持治疗后创口缓慢愈合。

2022 年 11 月 27 日再次全面复查，无头痛、恶心、呕吐，双眼视力有光感，两肺多发磨玻璃结节及实性结节与前相仿，腰椎穿刺脑脊液压力＞320 mmH$_2$O，脑脊液中见较多肿瘤细胞，脑脊液 CEA 41.53 μg/L，CY211 9.05 ng/mL，脑脊液总蛋白 0.82 g/L，较化疗前部分有所下降，结合临床体征评估化疗联合贝伐珠单抗治疗有效。但患者右颞部感染后清创伤口仍未完全愈合，无法再次接受化疗或抗血管生成治疗。鉴于距离末次化疗已 75 天，故尝试重启奥希替尼 80 mg/d 口服。

重启奥希替尼口服 2 个月后患者无明显头晕、头痛症状，双眼视力仍有光感，2023 年 1 月 27 日复查胸腹部 CT、头颅 MRI，影像学表现大致与前相仿。腰椎穿刺脑脊液压力 220 mmH$_2$O，较重启奥希替尼前下降；脑脊液中未找见肿瘤细胞；CEA 25.82 μg/L、CY211 3.21 ng/mL、脑脊液总蛋白 0.22 g/L，较 2 个月前继续下降，疗效评价为有应答。随访至 2023 年 5 月仍无明显头晕、头痛、恶心、呕吐，双眼视力有改善，ECOG PS 1 分。

21.2 临床特征归纳

（1）男性，51 岁，右下肺浸润性腺癌（pT$_{1b}$N$_0$M$_0$，IA 期）术后 40 个月双肺多发转移、骨转移，行 4 次一线姑息化疗（培美曲塞＋卡铂），最佳疗效为 PR，PFS 17 个月。

（2）疾病进展后根据 *EGFR 19 Del* 突变，二线治疗给予奥希替尼 80 mg/d 口服，联合骨病灶放疗，最佳疗效为 PR，PFS 29 个月；右颞叶转移后行颅内病灶切除术，继续口服奥希替尼。

（3）脑转移后 3 个月再次出现头痛伴恶心、呕吐，并出现双眼视力进行性下降，外院多次行腰椎穿刺，脑脊液中未找见肿瘤细胞，后行全脑放疗，并针对脑转移瘤组织基因检测结果 *EGFR 19 Del*＋*C797S* 突变，三线采用奥希替尼基础上加用吉非替尼，患者头痛、恶心、呕吐无改善。

（4）本院脑脊液检查：发现大量肿瘤细胞和 *EGFR 19 Del* 突变，未见 *C797S* 和 *T790M* 突变。四线给予贝伐珠单抗＋培美曲塞＋顺铂治疗，疗效评价为有应答。

（5）因右颞部皮下软组织感染愈合不佳，停用化疗及贝伐珠单抗治疗，75 天后给予五线治疗，重启奥希替尼 80 mg/d

再挑战,治疗 2 个月后头痛消失,视力有所改善,疗效评价为有应答。截至 2023 年 5 月,PFS 已达 5.5 个月。

◈ 21.3 诊疗经过讨论

患者右肺肺癌术后 IA 期,*EGFR 19del* 突变,术后 40 个月出现多发转移,一线化疗进展后予奥希替尼靶向治疗 PR,PFS 29 个月。脑转移后行脑转移灶手术治疗,术后再次出现头痛伴恶心、呕吐,外院行多次脑脊液细胞学检查未明确脑膜转移,入我院后再次行脑脊液检查找见大量恶性肿瘤细胞,明确诊断为右肺肺癌术后软脑膜转移。

软脑膜转移是晚期肿瘤的一种麻烦而严重的并发症。软脑膜转移是由肿瘤细胞以各种方式转移到软脑膜、蛛网膜、蛛网膜下腔和其他脑脊液间隙所致。在晚期非小细胞肺癌(NSCLC)患者中,软脑膜转移的发病率有增加的趋势,占 3%～5%,特别是在那些具有 *EGFR* 突变和 *ALK* 重排的患者。由于多学科综合治疗,包括放疗、鞘内注射治疗、靶向治疗和免疫治疗,NSCLC 软脑膜转移患者的生存期从 1～3 个月增加到 3～11 个月[1]。

诊断软脑膜转移的"金标准"是脑脊液细胞学检查发现肿瘤细胞。然而,脑脊液细胞学检查的一个缺点是敏感性低,只有 68%。从有症状或放射学证实的病灶附近获取脑脊液,足够的脑脊液量(>10 mL)、脑脊液的快速处理和第 2 次腰椎穿刺术,可以提高检测率。如果第 1 次腰椎穿刺阴性,第 2 次检查可以使敏感性增加到 80%[1,2]。本例患者既往外院多次脑脊液细胞学检查均未找见肿瘤细胞,但临床症状提示软脑膜转移,故就诊我科时再次行脑脊液细胞学检查,找见大量肿瘤细胞,脑脊液 ctDNA NGS 检测 *EGFR 19 Del*,未见 *T790M* 突变和 *C797S* 突变。外院曾尝试奥希替尼＋吉非替尼治疗无效,故我们更改为贝伐珠单抗联合化疗,治疗后患者临床症状好转,遗憾的是患者原手术路径区放疗后出现软组织感染而停止化疗。后续治疗如何选择?

一项研究回顾性分析了 2016 年 6 月至 2018 年 4 月日本冈山大学医院使用奥希替尼的晚期 NSCLC 患者,纳入病例都有 *EGFR* 驱动基因突变(*19 Del/L858R*)合并继发 *T790M* 突变。研究中奥希替尼再挑战定义为初次用奥希替尼耐药后,接受化疗(一线或多线)再次进展,后续用回奥希替尼治疗。从结果来看,既往奥希替尼治疗进展后穿插其他治疗方案(主要为化疗),再度进展时用回奥希替尼治疗,仍然有效(DCR 73%),而再挑战的疗效与患者既往初次使用奥希替尼的疗效有关,提示我们对于奥希替尼反应较好的患者后线耐药后仍然有再次使用 TKI 的机会[3]。另有一项病例报道,同样是奥希替尼耐药,经过多线化疗失败后,再次尝试奥希替尼治疗,颅内病灶迅速得到控制[4]。虽然本例患者脑脊液 ctDNA 未检出 *EGFR T790M* 突变,但考虑患者既往使用奥希替尼 PFS 达 29 个月,目前因右颞部皮下组织感染清创后伤口愈合缓慢,无法继续化疗和贝伐珠单抗治疗,故尝试奥希替尼再挑战治疗,幸运的是再次尝试有效,患者脑膜转移症状好转,脑脊液中肿瘤细胞消失。

◇ 21.4 专家点评

本例患者右肺腺癌 $pT_{1b}N_0M_0$，IA 期，术后 40 个月出现多发性肺转移、骨转移并逐渐进展至脑、脑膜转移,转移后化疗、靶向治疗均能取得 PR 且每种治疗 PFS 均超过 1 年,说明肿瘤细胞对抗肿瘤药物治疗相对敏感,复发进展除了与靶点突变等获得性耐药有关,可能还存在药物压力选择下,优势瘤细胞对当前抗肿瘤治疗药物耐药导致肿瘤复发进展。临床实践中常会在后线治疗选择化疗方案时选用既往有效、停药超过 6 个月的化疗方案,而 PD-1 单抗再挑战也已有文献报道(具有 20% 左右的 ORR 率)。本例奥希替尼 TKI 耐药后脑膜转移在因感染、伤口延迟愈合的情况下,化疗或贝伐珠单抗抗血管生成治疗有风险,后线尝试选择再挑战使用奥希替尼,实践证明再次获得了临床症状缓解、脑脊液压力降低、脑脊液中肿瘤细胞消失及肿瘤标志物下降的可喜疗效。奥希替尼再挑战的前提是,奥希替尼耐药后使用其他治疗(如化疗或抗血管生成治疗等全身抗肿瘤药物治疗)获得有效应答,疾病获得一定程度控制后,再次使用奥希替尼才可能获得成功。本例在二线奥希替尼耐药发生脑膜转移后采取奥希替尼＋吉非替尼的方法没有获益,就是因为长期靶向药物治疗后肿瘤细胞的优势群体发生改变,因此采用靶向药物以外的其他治疗方案特别是以化疗为基础的联合治疗方案,就可能抑制这类优势肿瘤细胞群,从而恢复奥希替尼等靶向药物的敏感性。本例真实临床中奥希替尼靶向治疗再挑战的成功,启发大家可以在晚期肿瘤包括脑膜转移的后线治疗中开展与化疗药物再挑战、PD - 1 单抗再挑战类似的临床研究，以探究其真实有效率。

（作者：刘涛　点评：周鑫莉）

参考文献

［1］WANG Y，YANG X，LI N J，et al. Leptomeningeal metastases in non-small cell lung cancer：diagnosis and treatment［J］. Lung Cancer，2022,174:1 - 13.

［2］YILONG W，SHUN L，CHANGLI W，et al. Diagnosis and treatment consensus of brain and leptomeningeal metastasis from lung cancer ［J］. J Evid Based Med，2018,18(4):193 - 201.

［3］ICHIHARA E，HOTTA K，NINOMIYA K，et al. Re-administration of osimertinib in osimertinib-acquired resistant non-small-cell lung cancer ［J］. Lung Cancer，2019,132:54 - 8.

［4］SEKINE A，SATOH H，IKEDA S，et al. Rapid effect of osimertinib re-challenge on brain metastases developing during salvage cytotoxic chemotherapy after osimertinib treatment failure：a case report ［J］. Mol Clin Oncol，2019,10(4):451 - 453.

图书在版编目(CIP)数据

脑膜转移癌病例荟萃/梁晓华,周鑫莉主编.—上海:复旦大学出版社,2023.11
ISBN 978-7-309-16992-8

Ⅰ.①脑⋯ Ⅱ.①梁⋯ ②周⋯ Ⅲ.①脑膜瘤-病案-汇编 Ⅳ.①R739.45

中国国家版本馆 CIP 数据核字(2023)第 170315 号

脑膜转移癌病例荟萃
梁晓华 周鑫莉 主编
责任编辑/肖 芬

复旦大学出版社有限公司出版发行
上海市国权路 579 号 邮编:200433
网址:fupnet@ fudanpress.com http://www.fudanpress.com
门市零售:86-21-65102580   团体订购:86-21-65104505
出版部电话:86-21-65642845
上海丽佳制版印刷有限公司

开本 850 毫米×1168 毫米 1/32 印张 6.25 字数 125 千字
2023 年 11 月第 1 版
2023 年 11 月第 1 版第 1 次印刷

ISBN 978-7-309-16992-8/R · 2052
定价:60.00 元

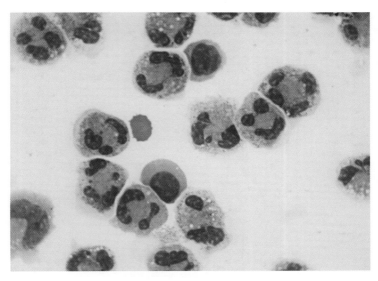

彩图 1　脑脊液急性炎症细胞反应：中性粒细胞增多
（Wright 染色，1 000×）

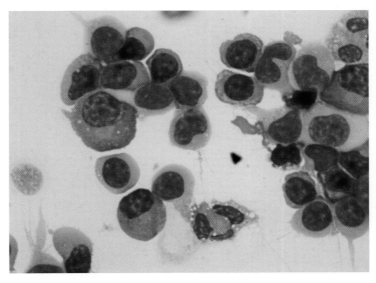

彩图 2　慢性炎症细胞反应：中小淋巴细胞、活化淋巴细胞及浆细胞增
多（Wright 染色，1 000×）

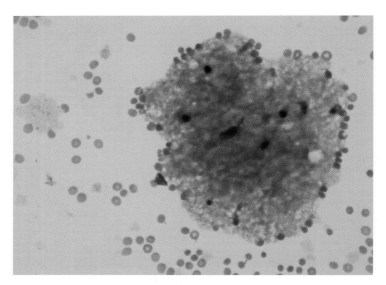

彩图 3　脑脊液中的神经组织碎片(Wright 染色,400×)

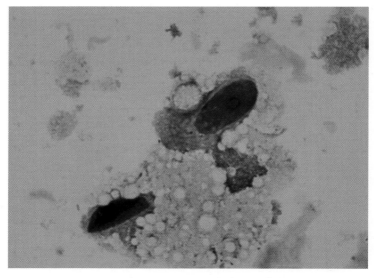

彩图 4　脑脊液中的神经元细胞(Wright 染色,1 000×)

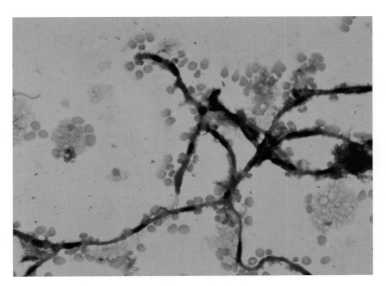

彩图5　脑脊液中的毛细血管内皮细胞(Wright 染色,400×)

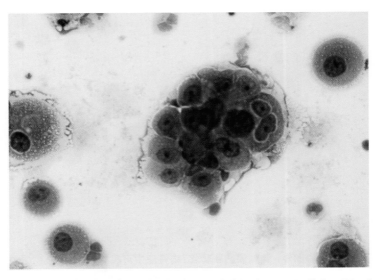

彩图6　肺腺癌脑膜转移:脑脊液中可见腺癌细胞(Wright 染色,400×)

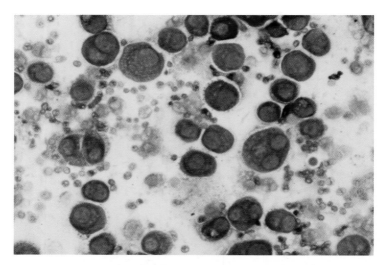

彩图 7　肺腺癌脑膜转移:脑脊液中可见腺癌细胞
（CK7 染色,胞质呈深棕色,400×）

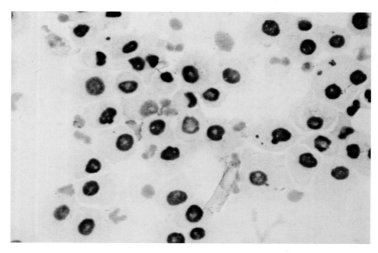

彩图 8　肺腺癌脑膜转移:脑脊液中可见腺癌细胞
（TTF‑1 染色,核呈深棕色,400×）

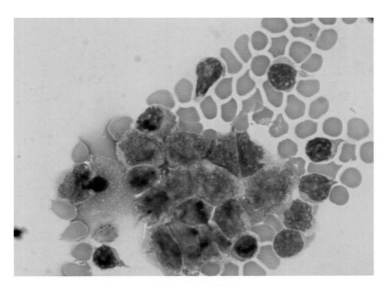

彩图 9　肺小细胞神经内分泌癌脑膜转移：脑脊液中可见癌细胞（Wright 染色，1 000×）

　　癌细胞的核有"刀切征"，排列紧密，无核仁。

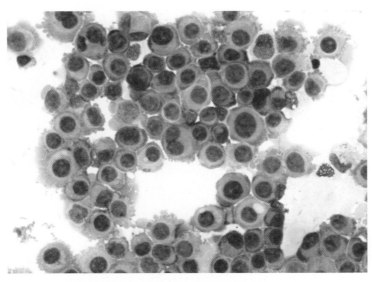

彩图 10　乳腺癌脑膜转移：脑脊液中可见癌细胞（Wright 染色，400×）

　　癌细胞胞体大，类圆，胞质丰富，核大类圆。

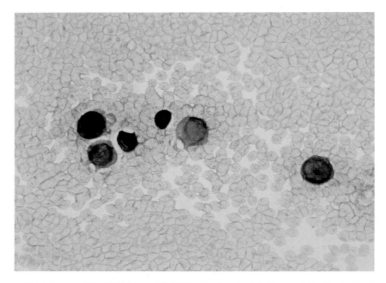

彩图 11　乳腺癌脑膜转移：脑脊液中可见癌细胞（Her‑2 染色，400×）

胞质呈深棕色。

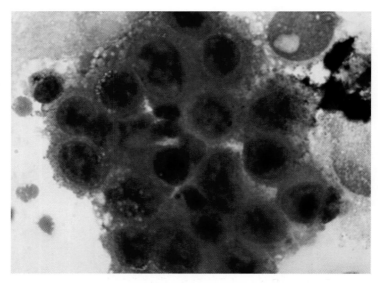

彩图 12　恶性黑色瘤脑膜转移：脑脊液中可见癌细胞

（Wright 染色，1 000×）

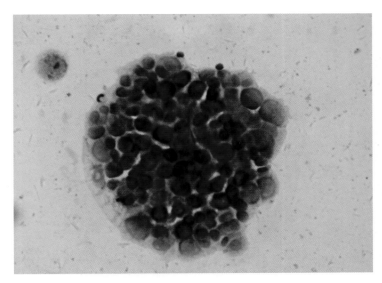

彩图 13　恶性黑色瘤脑膜转移:脑脊液中可见癌细胞
（HMB‐45 染色,400×）

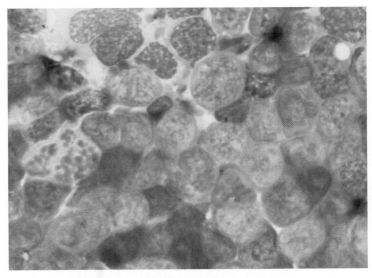

彩图 14　Burkitt 淋巴瘤脑膜转移:脑脊液中可见瘤细胞
（Wright 染色,1000×）

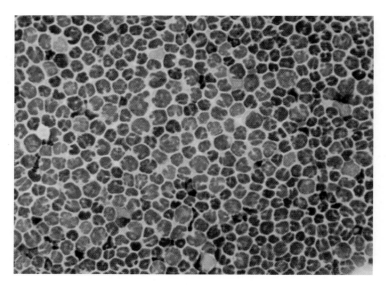

彩图 15　Burkitt 淋巴瘤:98％阳性(Ki67 染色,1 000×)

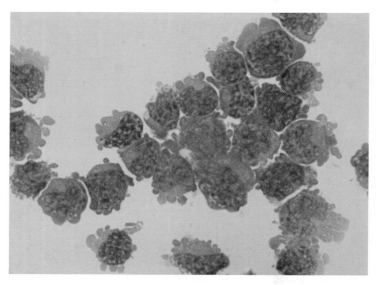

彩图 16　原发性中枢神经系统淋巴瘤:脑脊液中的瘤细胞
(Wright 染色,1 000×)

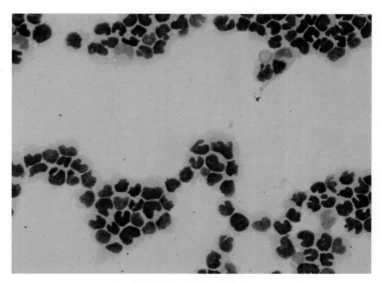

彩图 17　原发性中枢神经系统淋巴瘤:脑脊液中的瘤细胞
（PAX－5 染色,400×）

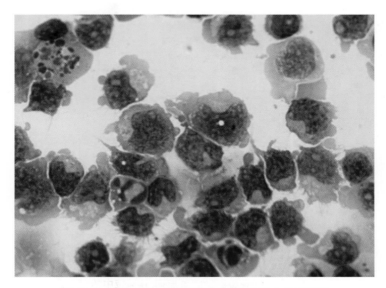

彩图 18　侵袭性 NK 细胞淋巴瘤:脑脊液中的瘤细胞
（PAX－5 染色,1 000×）

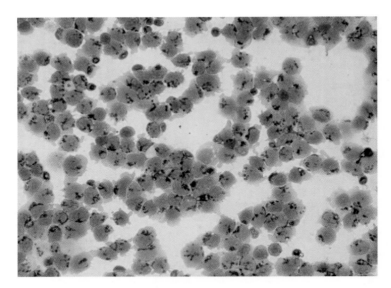

彩图 19　侵袭性 NK 细胞淋巴瘤:脑脊液中的瘤细胞(TIA‑1 染色,400×)

胞质内粗颗粒阳性。

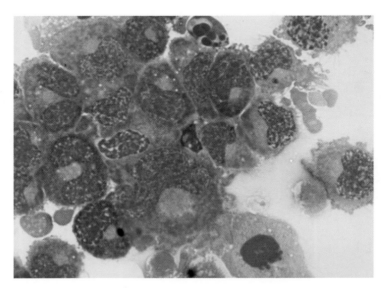

彩图 20　间变大细胞淋巴瘤:脑脊液中可见 RS 样细胞(Wright 染色,1 000×)

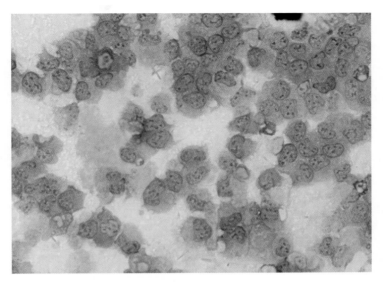

彩图 21　间变大细胞淋巴瘤:脑脊液中的瘤细胞(ALK 染色,400×)

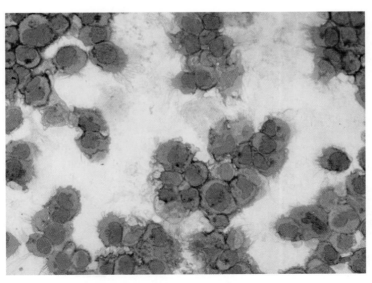

彩图 22　间变大细胞淋巴瘤:脑脊液中的瘤细胞(CD30 染色,400×)

基线状态
（2020年12月11日）

4周期
（2021年4月16日）

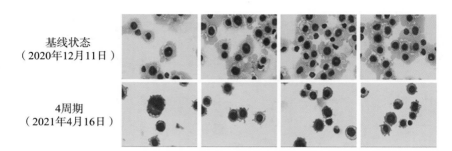

彩图 23　基线状态及治疗 4 周期后的脑脊液细胞学涂片（Wright 染色，1000×）

脑脊液中有核细胞明显增生，大量异型细胞，细胞胞体较大；胞质丰富，色蓝，部分可见瘤状突起；胞核大，呈圆形或类圆形；核偏位，核染色质疏松，可见核仁。治疗 4 周期后脑脊液肿瘤细胞数量较基线状态减少。

A

2021年3月23日

B

2021年4月25日

C

2021年5月3日

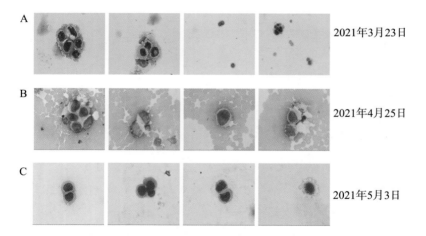

彩图 24　基线状态及鞘内注射化疗后脑脊液细胞学变化（Wright 染色，1000×）

A. 基线状态：脑脊液中可见大量恶性肿瘤细胞增殖浸润，细胞形态及免疫化学染色符合肺腺癌转移；B、C. 鞘内注射后高倍镜下脑脊液细胞学变化。

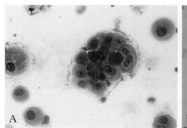
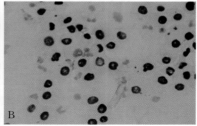

彩图 25　肺癌脑膜转移

A.脑脊液中见大量异型细胞,胞质丰富,色蓝,符合肿瘤转移(Wright 染色,1000×);
B. TTF-1 染色阳性。

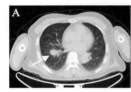
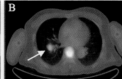
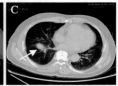

彩图 26　治疗前后肺部病灶变化

A、B. 2019 年 3 月 PET/CT 示患者肺部病灶 FDG 代谢异常增高;C. 2022 年 12
月胸部 CT 示肺部病灶。

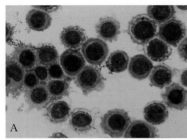
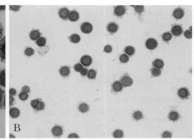

彩图 27　肺腺癌脑膜转移

A. 脑脊液中可见异型细胞,细胞胞体较大,胞质丰富,色蓝,部分可见瘤状突起,胞
核大、核偏位(Wright 染色,1000×);B. 脑脊液细胞(CK7 染色阳性,400×)。

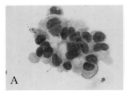 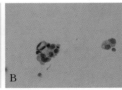 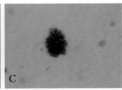

彩图28　肺腺癌脑和脑膜转移

A. Wright 染色，1 000×；B. TTF-1 染色，400×；C. CK7 染色，400×。

有核细胞计数：	$9×10^6$/L；成熟红细胞：0~1只/Hp
有核细胞分类：	成熟淋巴细胞85%；活化型淋巴细胞-%；单核巨噬细胞10%；活化巨噬细胞-%；中性粒细胞-%；嗜酸性粒细胞-%；浆细胞样淋巴细胞-%；浆细胞-%；幼稚淋巴细胞-%；异型细胞5%。
肿瘤细胞：	查见少量异型细胞
病原体：	真菌：未查见；细菌：未查见；寄生虫：未查见。

细胞免疫化学染色：

特殊染色：　CK7(+)，CAM5.2(+)，Villin(+)，TTF-1(-)

细胞形态学描述：

有核细胞增生活跃，分类以中小淋巴细胞为主，可见较多异型细胞增殖浸润，该类细胞大小不一，以大者居多，类圆、圆形，胞浆量丰富或中等，边缘有大小不一的瘤状突起，形似蕾丝，色蓝。核大，类圆，偏位，核染色粗糙且分布不均。

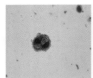 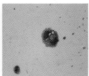 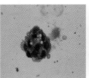

400倍，Wright染色　　400倍，Wright染色　　400倍，Wright染色

细胞学诊断及意见：

（脑脊液）见大量恶性肿瘤细胞增殖浸润，结合形态及免疫化学染色符合转移性腺癌表现，消化道来源可能性大。请结合临床综合判断。

彩图29　脑脊液细胞学检查报告